CENTRO DE ACUPUNTURA Y TERAPIAS COMPLEMENTARIAS

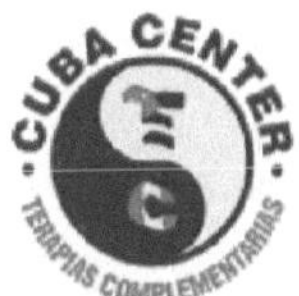

MANUAL DE ACUPUNTURA AURICULAR

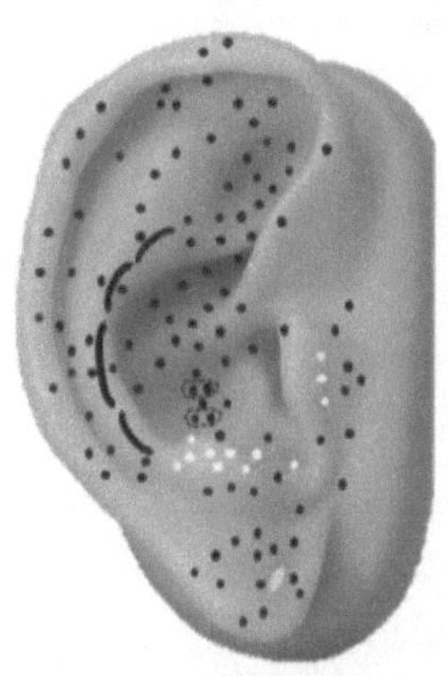

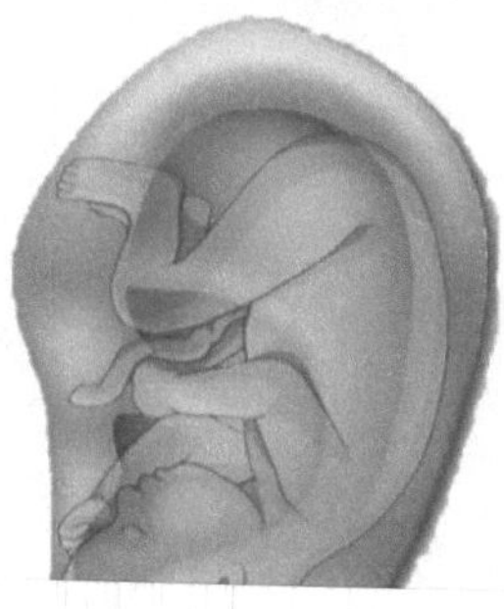

Lic. Lázaro José Regalado Ponte.

Terapeuta y Acupuntor.

DEDICATORIA

Dedicamos este trabajo fruto de la práctica del método de Acupuntura Auricular a todos aquellos profesionales, colegas y alumnos que realizan esta noble labor en pos de mejorar la salud de nuestros pacientes.

Reciban mis más cordiales saludos y felicitaciones, sabiendo siempre que no hay mejor pago que el de ver una sonrisa de satisfacción en la persona que ha confiado y puesto en nuestras manos su salud.

Lic. Lázaro José Regalado Ponte
Terapeuta y Acupuntor
UNIVERSIDAD DE LA HABANA
CUBA

INDICE

Dedicatoria   2
Introducción   4
Microsistema Auricular. Conceptos importantes   4
Anatomía de la Oreja   5
Zonas topográficas de la oreja   6
Distribución de los órganos y sistemas en los puntos específicos de la oreja   6
Características de los puntos auriculares   8
Técnicas de aplicación de la aguja en la oreja   8
Métodos de Auriculoterapia   8
Cartograma Auricular   9
Puntos localizados en el Lóbulo   9
Puntos localizados en el trago y la Incisura intertragica   13
Puntos localizados en el Antitrago   16
Puntos localizados en el Antehélix   19
Puntos localizados en la raíz superior e inferior del Antehélix   22
Puntos localizados en la Fosita triangular o navicular   25
Puntos localizados en el canal del Hélix   27
Puntos localizados en el Hélix   30
Puntos localizados en la Concha cava   32
Puntos localizados en la Concha cymba   35
Puntos localizados en el dorso del pabellón   37
Metodología de tratamientos (Fórmulas)   39
Enfermedades del Aparato Respiratorio   39
Enfermedades del Sistema Digestivo   40
Enfermedades Endocrinas   41
Enfermedades Otorrinolaringológicas   42
Enfermedades Quirúrgicas   44
Enfermedades Ginecológicas   45
Enfermedades Dermatológicas   48
Enfermedades Oftalmológicas   49
Afecciones varias   50
Bibliografía   51

AURICULOTERAPIA. CONSIDERACIONES GENERALES

La Auriculoterapia forma parte de la Medicina Tradicional china, coreana y francesa con las que se diagnostican y curan las enfermedades por medio de puntos de reflexión, llamados puntos de acupuntura auriculares, teniendo en cuenta las teorías orientales del TAO, Zang Fu, meridianos de Acupuntura, entre otras, por lo que se consideran los siguientes enunciados:

A. En la oreja se reúnen los 12 meridianos regulares el microsistema de la oreja es uno de los más utilizados en las prácticas de las técnicas tradicionales

B. En la oreja se manifiestan las manifestaciones directas o indirectas de las enfermedades en el exterior del pabellón auricular

C. Según datos bibliográficos y experiencia a lo largo de la historia la Auriculoterapia permite el tratamiento de más de 200 enfermedades dolorosas, agudas y crónicas, entre las cuales se hallan todo tipo de inflamaciones, dolores agudos, obstrucciones funcionales y trastornos cualitativos de los órganos, rehabilitación de intervenciones quirúrgicas, traumas, etc...

D. Se pueden diagnosticar con los puntos de reflexión en la Oreja las patologías que tiene el paciente, por ejemplo: si el paciente tiene una gastritis se refleja un dolor agudo en el punto ESTOMAGO, en el caso de una apendicitis o una colelitiasis aparece dolor agudo en los puntos APENDICE Y VESICULA BILIAR respectivamente.

E. Es fácil de aprender el método de Auriculoterapia, ya que casi no produce efectos colaterales o contarios

F. Para obtener resultados de mayor efecto se debe combinar la Auriculoterapia con los demás métodos de Acupuntura, insertando la aguja en los puntos de punción correspondientes, distribuidos en los **MERIDIANOS REGULARES Y EXTRAORDINARIOS ASI COMO EN LOS PUNTOS ASHI**

1. MICROSISTEMA AURICLAR. CONCEPTOS IMPORTANTES

- Situación.

- Forma.

- Dimensiones.

- Configuración cara externa.

- Configuración cara interna.

- Estructura.

2. ANATOMÍA DE LA OREJA

La oreja o Pabellón Auricular es una expansión laminada que está situada en la parte lateral de la cabeza detrás de la articulación temporo-maxilar y delante de la apófisis mastoidea. Su extremo superior está a la altura de las cejas y el inferior a la altura del subtabique de la nariz. Mide entre 6 y 6,5 cm. de alto por 2 o 5 cm. de ancho.

CONFIGURACION EXTERNA

Se consideran en el pabellón:

- ☞ **UNA CARA EXTERNA**
- ☞ **UNA CARA INTERNA**
- ☞ **UN CONTORNO**

CARA EXTERNA

Mira hacia afuera, adelante y algo hacia abajo. Presenta por su peculiar estructura anatómica una forma sui géneris. Su porción más profunda tiene el aspecto de un embudo cuyo fondo se continúa con el conducto auditivo externo

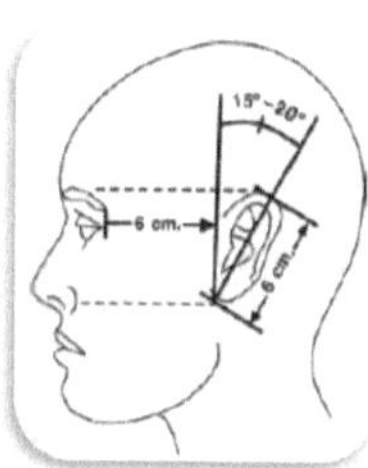

UNA CARA INTERNA

La cara interna o mastoidea sigue exactamente las irregularidades de la cara externa, pero de relieves inversos. A cada convexidad de una corresponde la concavidad de la otra y a la inversa

UN CONTORNO

Tiene forma ovalada, de acuerdo al propio pabellón

Estructura anatómica

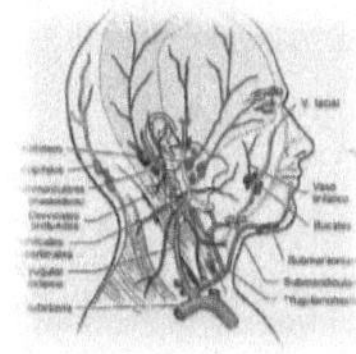

No tiene mayor importancia clínica. Sólo diremos que presenta:

1º una lámina fibrocartilaginosa, el cartílago de la oreja que constituye su esqueleto. 2º los ligamentos. 3º los músculos y 4º la piel. El cartílago, mantenido en su posición por los ligamentos intrínsecos y extrínsecos es una lámina que le da la forma al órgano. Los músculos, también extrínsecos e intrínsecos carecen de importancia funcional. Sus fascículos están con frecuencia reemplazados, total o parcialmente, por un tejido fibroso. La piel que la recubre es delgada, lisa y suave al tacto y se desliza en distintos grados según la región sobre el plano cartilaginoso. Este deslizamiento de la piel debe ser tenido en cuenta al punturar.

Vasos y nervios

La irrigación arterial proviene de la carótida externa y comprende dos regiones diferenciadas: la temporal superficial por intermedio de las auriculares anteriores, en número de tres, se distribuyen por la mitad anterior de la cara externa. La auricular posterior por intermedio de las auriculares posteriores, en número de tres o cuatro, irrigan la mitad posterior de la cara externa y toda la cara interna. Ambos sistemas se anastomosan profusamente.

Venas: Todas, anteriores y posteriores, terminan en la temporal superficial y ésta en la yugular externa.

De las ramas posteriores algunas terminan en el seno lateral a través del agujero mastoideo

3. ZONAS TOPOGRAFICAS DE LA OREJA

1) Lóbulo
2) Trago
3) Surco superior del trago
4) Porción inferior del trago
5) Incisura intertragica
6) Antitrago
7) Antehélix
8) Raíz superior del hélix
9) Fosita triangular o navicular
10) Hélix
11) Canal del hélix
12) Raíz del hélix
13) Porción terminal del hélix
14) Tubérculo del hélix
15) Concha cava
16) Concha cymba
17) Entrada del conducto auditivo externo
18) Dorso del pabellón

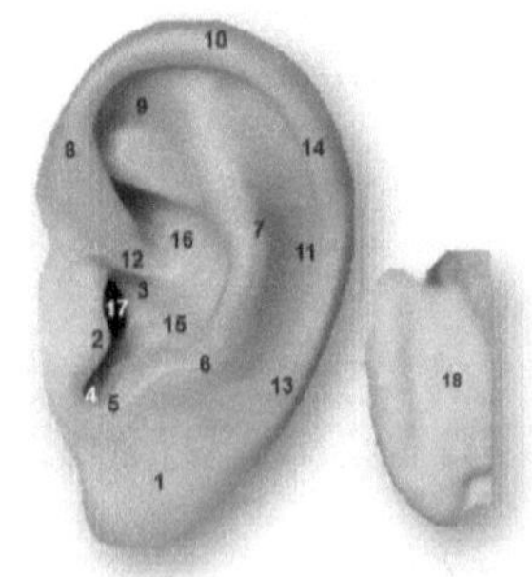

4. DISTRIBUCION DE LOS ORGANOS Y SISTEMAS EN LOS PUNTOS ESPECIFICOS DE LA OREJA

a. Los órganos de la Cabeza y La Cara están distribuidos en el Antitrago y el Lóbulo de la oreja.
b. La columna vertebral en el Antehélix
c. Los miembros superiores en el canal del Antehélix.
d. Los miembros inferiores en la raíz inferior y superior del Antehélix
e. Los órganos del tórax en los alrededores de la concha cava
f. Los órganos del abdomen en la concha cymba.
g. La espalda en la parte posterior de la oreja.
h. El sistema cardiovascular se halla en el centro de la concha cava.
i. El sistema respiratorio en los alrededores del sistema cardiovascular
j. El sistema digestivo, bordea la raíz del hélix, debajo y encima de la misma
k. El sistema urinario, en la parte superior de la concha cymba
l. El sistema nervioso central en el antitrago
m. El sistema endocrino, en el trago, antitrago y en incisura intertragica, así como otros puntos de punción que se hallan en distintas partes de la oreja

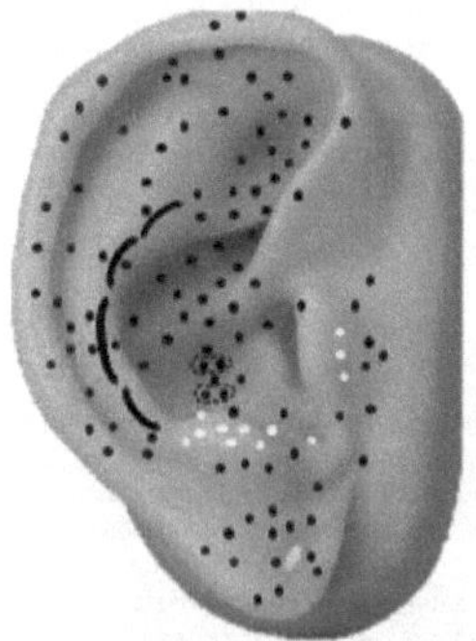 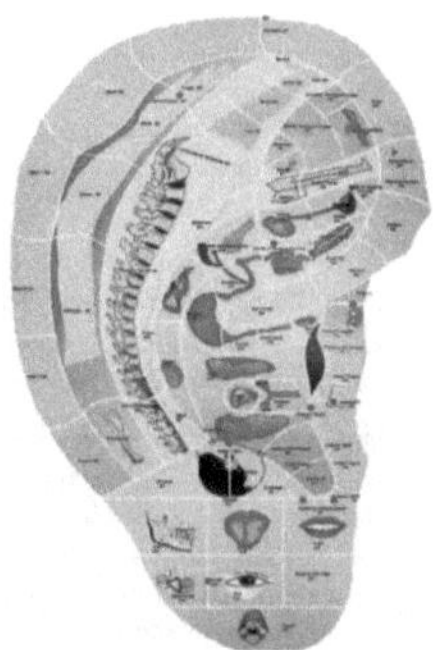

5. CARACTERISTICAS DE LOS PUNTOS AURICULARES

Los puntos de la oreja totalizan alrededor de 200 que aparecen como: puntos dolorosos, de baja resistencia eléctrica, manchas, cambio de colores, tubérculos, lucidez o sequedad de la piel.
La Auriculoterapia tiene muchas ventajas:

- o Se obtienen buenos y rápidos resultados.
- o Tiene pocas contraindicaciones
- o Es de manejo simple
- o Es económica
- o Es valiosa para el diagnostico
- o Se aplica como medida preventiva y para anestesia acupuntural

6. TECNICAS DE APLICACIÓN DE LA AGUJA EN LA OREJA.

Exploración de puntos de reacción: Los puntos de reacción no se ubican en los mismos sitios en todas las orejas, según la gravedad de la enfermedad, varían estos sitios y las formas de dichos puntos.

La exactitud de localización del punto sensitivo de dolor está estrechamente relacionada con la eficacia del tratamiento y es la clave del éxito.

Las enfermedades agudas, tales como las dolorosas, las inflamatorias, los traumas y dolores post-operaciones se reflejan como puntos sensitivos de dolor o puntos de menor resistencia a la corriente eléctrica; así como las enfermedades crónicas se expresan principalmente en manchas, tubérculos, escamas, lucidez o sequedad de las zonas o puntos. Preliminarmente se localizan puntos alterados en la oreja por examen ocular, luego se localiza el punto sensitivo de dolor o de baja resistencia eléctrica, apretándolo con un explorador o un palito de madera o de fosforo en zonas correspondientes a la enfermedad que tiene.

Se detectan con el localizador electrónico los puntos de baja resistencia eléctrica por las partes de la oreja para lograr el correcto diagnóstico. Antes de insertar la aguja en el punto detectado por maquinilla, explorador o por el cambio de color hay que identificarlo con la enfermedad. La profundidad de la inserción varía de 1 a 2 mm. En algunas enfermedades aparecen puntos de reacción, si después de repetidas exploraciones los puntos no están localizados, entonces se procede a insertar las agujas en los puntos de la oreja correspondientes a las enfermedades específicas.

7. METODOS DE AURICULOTERAPIA

Los métodos de Auriculoterapia, son variados y van a estar en dependencia de los materiales disponibles los cuales describiremos a continuación:

I.   **Método de aplicación de agujas intercutáneas**: En la auriculoacupuntura se usan generalmente las agujas tipo chinche o chincheta, que se describe como una aguja filiforme diminuta, se aprieta con el mango de la aguja o palito de madera o fosforo el punto localizado al momento de la inserción para lograr una depresión.

La aguja se inserta en el cartílago, pero sin traspasarlo. La duración del tiempo que la aguja ha de permanecer en el lugar, se determina por el estado de la enfermedad: en el método de tonificación de 10 a 15 minutos y en método de sedación de 20 minutos hasta 72 horas (3 días).

En este último método, el extremo del mango de la aguja (chincheta), se queda fuera de la piel, y se fija con esparadrapo o cinta adhesiva. Se le indicara al paciente que se apriete con el dedo un minuto cada una o dos horas para lograr mayor efecto.

En el caso que duela o se inflame mientras están las agujas insertadas se deben de retirar, luego de extraerlas, se aprieta con una torunda de algodón esterilizado.

Se pueden aplicar semillas

II.   **Método de inyección en el punto Auricular**: Consiste en inyectar medicamentos o fármacos para lograr dos efectos curativos simultáneos, el primero consiste en la inserción de agujas finas para inyección y el segundo la sustancia inyectable

Se inyecta por lo general de 0.1 a 0.2 mililitros de lidocaína, en los puntos auriculares, 0.5-1.0 de vitamina B1, vitamina B12 o vitamina C, penicilina, estreptomicina, etc. Una vez cada 2 o 3 días con frecuencia de 5 a 7 veces en total y se vuelve a aplicar a los 10 días.

III. **Método de aplicación de maquinilla electrónica:** Se usa este aparato para lograr una estimulación continua y más intensa.

Hay distintos tipos de maquinillas eléctricas para las terapias. Se conecta un polo positivo en la aguja filiforme insertada en la oreja y otro negativo en los puntos seleccionados para la patología especifica. La intensidad de estimulación eléctrica se incrementa poco a poco, hasta que el paciente lo soporte, durante 10 a 15 minutos, una vez cada dos o tres días, hasta completar un ciclo de 7 am 10 veces.

IV.   **Método de masaje en los puntos auriculares**: Se fija con esparadrapo una bolita de 2 a 3 mm de diámetro, en el punto auricular apropiado para dejarla durante 3 días, mientras tanto, el mismo paciente puede apretarla un minuto en 5 o 6 sesiones al día para producir la estimulación deseada

Se puede hacer masajes con los dedos o con maquinilla electrónica.

8. CARTOGRAMA AURICULAR

☞ **PUNTOS LOCALIZADOS EN EL LÓBULO DE LA OREJA:** Se divide en nueve zonas o cuadrantes para localizar los puntos fácilmente distribuidos en 3 líneas horizontales, las primeras pasan inmediatamente debajo del surco inferior del trago, a su vez se dividen en 2 líneas por 2 líneas verticales, que conforman los cuadrantes o zonas antes mencionados. Estos cuadrantes, se nombran de adelante hacia atrás: los compartimentos superiores 1,2,3, los del medio 4,5,6 y las de abajo 7,8, y 9.

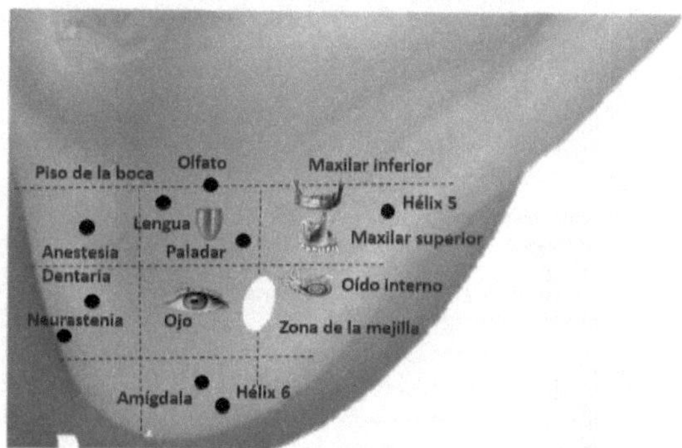

LOCALIZACIÓN E INDICACIONES TERAPÉUTICAS.

1. **Punto lengua**
   <u>Localización</u>: En el centro de la zona 2
   <u>Indicaciones</u>: Analgésico y antinflamatorio del órgano; así como inflamación de la faringe, amígdalas y laringe. Estomatitis.

2. **Punto maxilar inferior**
   <u>Localización</u>: En el borde inferior y central de la línea superior de la zona 3
   <u>Indicaciones</u>: Odontalgia, neuralgia del nervio trigémino.

3. **Punto maxilar superior**
   <u>Localización</u>: En el centro de la zona 3
   <u>Indicaciones</u>: Neuralgias del trigémino, sinusitis, odontalgias correspondientes, estomatitis, traumatismos. Lesiones dermatológicas: acné juvenil, etc. Faringitis, laringitis.

4. **Punto anestesia dental**
   <u>Localización</u>: En la parte superior central de la línea divisoria entre las zonas 1 y 4

<u>Indicaciones</u>: Se usan como puntos anestésicos para extraer dientes. Útiles en analgesia dentaria.

5. **Punto Anestesia dental:** En el área inferior de la zona 4

   <u>Indicaciones</u>: Se usan como puntos anestésicos para extraer dientes. Útiles en analgesia dentaria.

6. **Punto ojo**

   <u>Localización</u>: En el centro del quinto cuadrante.

   <u>Indicaciones</u>: En los procesos inflamatorios y no inflamatorios de los ojos: Conjuntivitis, orzuelo, chalazión, queratitis; además es importante como punto complementario para el tratamiento de la agudeza visual, conjuntivitis por luz eléctrica, glaucoma, neuritis óptica miopía.

7. **Punto oído interno**

   <u>Localización</u>: En el área central del sexto cuadrante.

   <u>Indicaciones</u>: Acúfenos, hipoacusias de conducción y de percepción. Útil en otitis media, absceso de la oreja, tinnitus, enfermedad de Meniere.

8. **Punto neurastenia**

   <u>Localización</u>: En el área central de la línea divisoria entre los cuadrantes 5 y 6

   <u>Indicaciones</u>: Fuertes síntomas depresivos, tendencia a la tristeza y gran inestabilidad emocional. Nerviosismo. Indicado también en las neuralgias del trigémino.

9. **Punto olfato**

   <u>Localización</u>: En el centro de la horizontal superior del segundo cuadrante.

   <u>Indicaciones</u>: En la disminución de la percepción del olfato y/o ausencia de este, como complemento en la inflamación de los senos paranasales.

10. **Punto piso de la boca**

    <u>Localización</u>: Se localiza en el ángulo anterior y superior del segundo cuadrante

    <u>Indicaciones</u>: En procesos regionales de a boca como estomatitis y en la neuralgia del trigémino.

11. **Punto paladar o techo de la boca**

    <u>Localización</u>: Se localiza en el ángulo póstero inferior del segundo cuadrante.

    <u>Indicaciones</u>: En procesos regionales. Abarca también a los senos maxilares.

12. **Punto amígdalas 4**

    <u>Localización</u>: En el centro del cuadrante 8

    <u>Indicaciones</u>: Amigdalitis, faringitis

13. **<u>Punto Hélix 5</u>:** En el borde anterior e inferior del 6 cuadrante.

    <u>Indicaciones</u>: Comprende una serie de 6 puntos que se ubican a igual distancia del contorno del Hélix. Es muy útil para fiebre e inflamaciones.

14. **<u>Punto Hélix 6</u>:** En el borde anterior e inferior del 8 cuadrante.

    <u>Indicaciones</u>: Comprende una serie de 6 puntos que se ubican a igual distancia del contorno del Hélix. Es muy útil para fiebre e inflamaciones.

15. Zona de mejilla

Localización: Abarca una pequeña superficie entre los cuadrantes quinto y sexto.
Indicaciones: Neuralgias del trigémino. Tics y parálisis facial. Lesiones dermatológicas regionales: acné juvenil, flemones y de la cara, parotiditis.

PREGUNTAS DE AUTOEVALUACION.

Identifique y escriba los puntos correspondientes del lóbulo de la oreja de acuerdo al siguiente esquema (Los puntos de las preguntas de autoevaluación, no corresponden con los de la descripción)

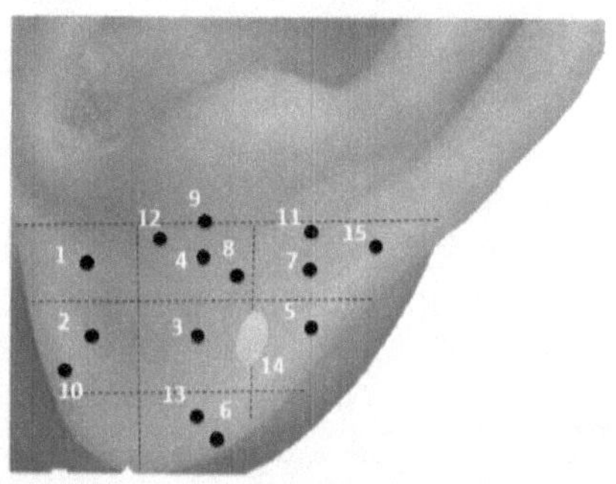

1. ____

2. ____

3. ____

4. ____

5. ____

6. ____

7. ____

8. ____

9. ____

10. ____

11. ____

12. ____

13. ____

14. ____

15. ____

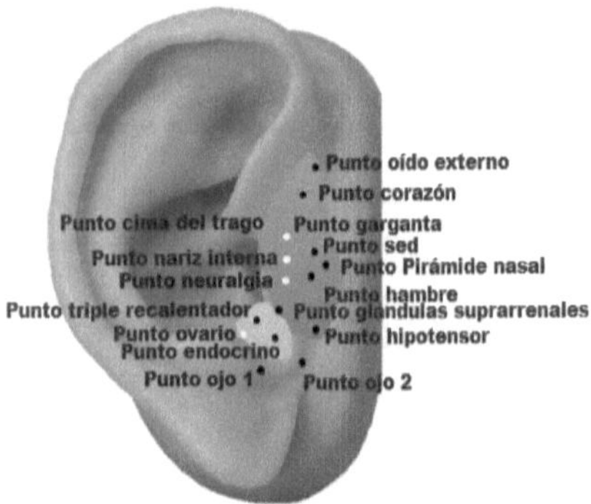

1. **Punto cima del trago:**
   <u>Localización</u>: En el borde superior del trago inmediatamente debajo del surco superior
   Indicaciones: Es un punto complementario como analgésico y antiinflamatorio. Algunos autores utilizan este punto con sangrado para tratar hipertensión arterial.

2. **Punto ojo 1**
   <u>Localización</u>: En el área antero-inferior de la escotadura trago intertrago
   <u>Indicaciones</u>: Neuritis óptica, conjuntivitis por exposición a la luz eléctrica (mal de soldadores), glaucoma.

3. **Punto ojo 2**
   <u>Localización</u>: En el área póstero-inferior de la escotadura trago-intertrago
   <u>Indicaciones</u>: Conjuntivitis, neuritis óptica, conjuntivitis por exposición a la luz eléctrica (mal de soldadores), glaucoma.

4. **Punto Ovario.**
   <u>Localización</u>: En la cara interna de la incisura, próxima a la cara interna del antitrago.
   <u>Indicaciones</u>: En los trastornos ginecológicos y de las funciones sexuales de la mujer.

5. **Punto Triple recalentador.**
   <u>Localización</u>: Cerca del surco intertrágico, debajo del punto (tráquea).
   Indicaciones: Puede usarse en enfermedades digestivas, respiratorias, genitales, cardiovasculares. Edema, nefritis, hepatitis, peritonitis, anemia.

6. **Punto endocrino**
   <u>Localización</u>: En el fondo inferior de la escotadura trago-intertrago
   <u>Indicaciones</u>: En los trastornos de las glándulas que regula. En todos los procesos en que estén indicados: procesos metabólicos, alergias, asma, bronquitis,

dermatopatias, enfermedades ginecológicas y del tracto urogenital, inflamaciones articulares. Actúa como analgésico y antinflamatorio asociado al punto (suprarrenales). Diabetes, híper e hipotiroidismo, nefritis aguda y crónica, neurastenia, esquizofrenia, menstruaciones irregulares, esterilidad, anexitis, aborto habitual, prurito. Arterioesclerosis, colecistitis, ángor pectoris, edema, nefritis aguda y crónica, prostatitis, impotencia, espermatorrea, hipotiroidismo, diabetes, Enfermedad de Addison, neurastenia, esquizofrenia, menstruaciones irregulares, hemorragia uterina, aborto habitual, endometritis, inercia uterina, anexitis, esterilidad, desequilibrio del sistema nervioso autónomo, prurito.

7. **Punto suprarrenal**

    Localización: En la parte inferior de la parte más sobresaliente del trago (en el borde libre)

    Indicaciones: Es un punto muy importante por su efecto en múltiples procesos. Es vasodilatador y vasoconstrictor. En todos los casos en que esté indicada la adrenalina, noradrenalina y los corticoides. Asociado con otros puntos es eficaz en las crisis asmáticas, dolores artrósicos, en las neuralgias y dolores en general. En dermatitis. Inflamaciones agudas y crónicas.

    Además, según varios autores es útil en: gripe, bronquitis, neumonía, bronquiectasia, ángor pectoris, pulso muy débil, arterioesclerosis, edemas, nefritis aguda y crónica, cistitis, prostatitis, enfermedad de Addison, parálisis del nervio vago, plexitis braquial isquemia cerebral, hemorragia uterina, endometritis, dermatitis alérgica, urticaria, erosión del cuello uterino.

8. **Punto corazón:**

    Localización: Tres milímetros del punto oído externo

    Indicaciones: Tonificante cardíaco en las insuficiencias y regulador del ritmo.

9. **Punto Hipotensor**.

    Localización: Próximo al extremo de la incisura intertragica.

    Indicaciones: En la hipertensión.

10. **Punto nariz externa o pirámide nasal**

    Localización: En el centro del surco anterior del trago, en el vértice de un triángulo isósceles que forma con los puntos (cima del trago) y (suprarrenales).

    Indicaciones: En los procesos locales. Es conveniente asociarlo con el punto (frente). Es útil en rinitis alérgicas y en la nariz roja, además puede ser utilizado en acufenos, así como rehabilitación de cirugía del tabique nasal y traumatismos.

11. **Punto oído externo**

    Localización: En el centro de la unión del trago y la raíz del hélix

    Indicaciones: Enfermedades de la oreja. Procesos de la oreja y del conducto auditivo externo; en el oído medio.

12. **Punto hambre**

    Localización: En la parte inferior de la prominencia del trago en el borde anterior del cartílago.

    Indicaciones: Obesidad.

13. Punto sed

Localización: A nivel de la parte central del surco superior del trago entre el cartílago y el trago en la distancia comprendida entre ambos.
Indicaciones: Diabetes. Obesidad.

14. Punto nariz interna

Localización: En el área interna del trago, a la altura de la parte inferior de la prominencia del mismo
Indicaciones: Rinitis aguda y crónica, sinusitis, gripe, epistaxis, ulcera de la mucosa nasal, forúnculo nasal.

15. Punto neuralgia

Localización En el centro de una línea que va del punto (faringe, laringe) al punto (mucosa nasal), también en la cara interna.

Indicaciones: Punto complementario importante en las neuralgias.

16. Punto garganta

Localización: En la parte interna del trago, en la zona póstero-inferior al punto sed.
Indicaciones: Parálisis del nervio vago, laringotraqueobronquitis, enfermedad de la úvula, amigdalitis, asma traqueítis.

PREGUNTAS DE AUTOEVALUACION.

Identifique y escriba los puntos correspondientes del trago e incisura intertragica de acuerdo al siguiente esquema (Los puntos de las preguntas de autoevaluación, no corresponden con los de la descripción)

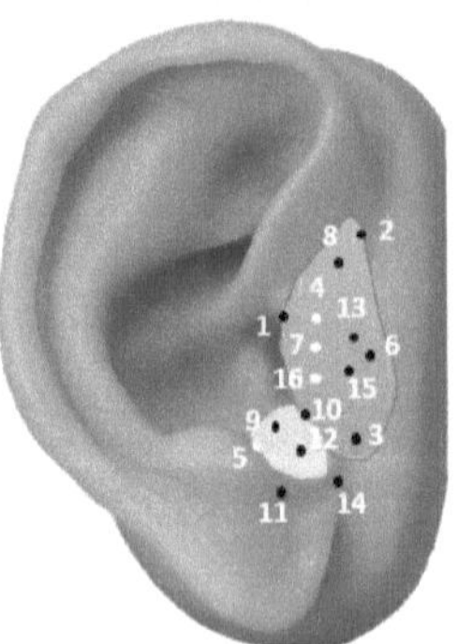

1. ____

2. ____

3. ____

4. ____

5. ____

6. ____

7. ____

8. ____

9. ____

10. ____

11. ____

12. ____

13. ____

14. ____

15. ____

16. ____

☞ **PUNTOS LOCALIZADOS EN EL ANTITRAGO**
LOCALIZACIÓN E INDICACIONES TERAPEÚTICAS

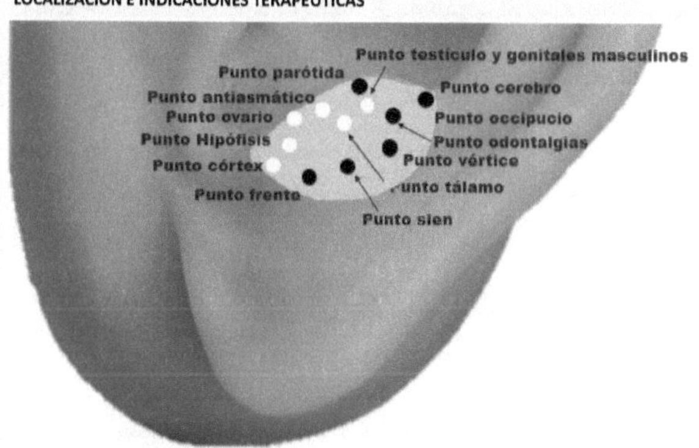

1. **Punto parótida y glándulas salivares**
   <u>Localización</u>: En la prominencia del Antitrago
   <u>Indicaciones</u>: Parotiditis. Además de actuar sobre estas glándulas, es eficaz por su acción anti pruriginosa (anti picazón), que se asocia a menudo con quemaduras, reacciones alérgicas, eczema, psoriasis, varicela, infecciones por hongos, picaduras

de insectos como las de los mosquitos, las pulgas y los ácaros), asociado al punto (urticaria).

2. **Punto cerebro. Tronco encefálico**

   <u>Localización</u>: En el punto medio de la zona comprendida entre el tronco cerebral y parótida

   <u>Indicaciones</u>: Edema, secuela de conmoción cerebral, epilepsia, desequilibrio del sistema nervioso autónomo, tétanos, desordenes del climaterio. Secuelas de meningitis. Rehabilitación de enfermedades cerebrovasculares.

3. **Punto Asma**

   <u>Localización</u>: En la prominencia del Antitrago, aproximadamente a 4 mm póstero-inferior del punto parótida.

   <u>Indicaciones</u>: Bronquitis, asma bronquial, tuberculosis, hipertiroidismo, disnea, prurito. Actúa regularizando el centro respiratorio. Es antitusivo y antiasmático. También es eficaz en el prurito y en la sensación de ahogo.

4. **Punto testículo y genitales internos masculinos.**

   <u>Localización</u>: Aproximadamente a 2 mm póstero-inferior del punto parótida

   <u>Indicaciones</u>: Epididimitis, orquitis. Impotencia masculina y femenina.

5. **Punto ovario**

   <u>Localización</u>: En el tercio medio del borde inferior del Antitrago.

   <u>Indicaciones</u>: Menstruación irregular, dismenorrea, amenorrea, leucorrea, endometritis, cervicitis, anexitis, esterilidad. Trastornos de las funciones sexuales de la mujer.

6. **Punto occipucio**

   <u>Localización</u>: Se traza una línea perpendicular que va desde el centro entre los puntos tronco cerebral y cerebro, localizándolo en el borde del cartílago.

   <u>Indicaciones</u>: Bronquitis, tuberculosis, cardioneurosis, cistitis, neuralgia del nervio occipital mayor y menor, neuralgia del nervio intercostal, isquemia cerebral, insomnio, epilepsia, cefalalgia, torticolis, tétanos, prurito, impétigo, hemeralopía (condición que hace difícil o imposible ver con relativa poca luz), Dolores de la región occipital y de la nuca. Antiflogístico. En la neurastenia. Tos, asma y prurito. Convulsiones y temblores.

7. **Punto vértice o cima del Antitrago**

   <u>Localización</u>: Aproximadamente a 2 mm inferior del punto occipucio.

   <u>Indicaciones</u>: Cefaleas de la región parietal.

8. **Punto Sien**

   <u>Localización</u>: Entre el punto central de la base y el punto (parótida), sobre la cara externa.

   <u>Indicaciones</u>: Cefaleas de la región temporal, jaquecas o migrañas, somnolencia. Lesiones de la oreja y oído externo. Acúfenos e hipoacusias de conducción. Migrañas y conjuntivitis.

9. **Punto tálamo, según Nogier; antes hipotálamo.**

Localización: En la cara interna a la misma altura que el punto (Odontalgias) pero en la región media del antitrago.

Indicaciones: Como analgésico general, hipertensión arterial, estreñimiento, isquemia cerebral, dolores posparto, prolapso uterino, neuritis óptica, dermatitis, neurastenia.

10. **Punto frente**

Localización: Se halla en la línea media perpendicular que va desde el punto parótida, en el borde inferior del cartílago.

Indicaciones: Gripe, cefalalgia frontal, neuralgia del trigémino, insomnio, pesadilla, enfermedad de Meniere. Rinopatias.

11. **Punto córtex o subcórtex.**

Localización: En la cara interna entre los puntos (hipófisis) y (ovario).

Indicaciones: Neumonía, arritmia, ángor pectoris, cardioneurosis, hipertensión arterial, ulcera gástrica o duodenal, íleo paralitico, estreñimiento, isquemia cerebral, cefaleas, neurastenia, histeria, conmoción cerebral, menstruación irregular, dolores pos-parto, prolapso uterino, mastitis, neuritis óptica, dermatitis. Regula estados depresivos o excesiva euforia. Acción reguladora de la circulación, colapso. Tranquilizante. Analgésico y antiflogístico.

12. **Punto hipófisis**

Localización: En la parte interna del borde anterior del antitrago, en su borde inferior.

Indicaciones: Regulador de esta glándula. Alergias. Temblores y convulsiones. Enfermedades propias de la glándula.

13. **Punto odontalgia**

Localización: En la región posterior e inferior de la cara interna.
Indicaciones: Dolores dentarios.

PREGUNTAS DE AUTOEVALUACION. Identifique y escriba los puntos correspondientes al Antitrago, de acuerdo al siguiente esquema (Los puntos de las preguntas de autoevaluación, no corresponden con los de la descripción)

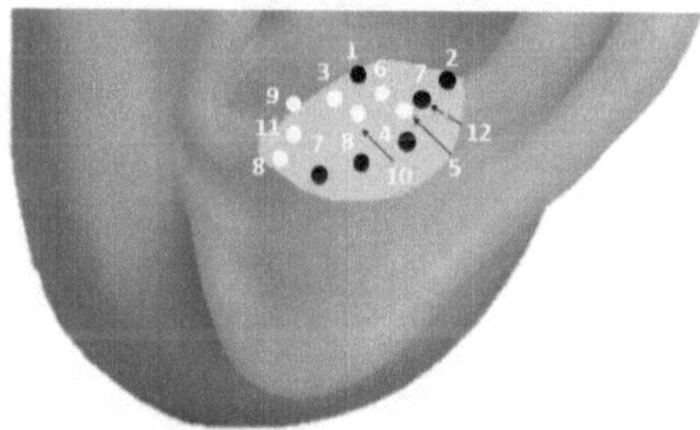

1. ____
2. ____
3. ____
4. ____
5. ____
6. ____
7. ____
8. ____
9. ____
10. ____
11. ____
12. ____
13. ____

☞ **PUNTOS LOCALIZADOS EN EL ANTEHÉLIX**

LOCALIZACIÓN E INDICACIONES TERAPÉUTICAS

1. **Puntos Vértebras cervicales**

   Localización: Abarcan el cuarto inferior; desde el extremo, que corresponde a la articulación occípitoatloide.

   Indicaciones: Asociado con el punto (cuello) es muy importante para el tratamiento de las cervicalgías, cervicobraquialgias y síndrome del túnel carpiano, a veces debe asociarse con el punto (espalda superior).

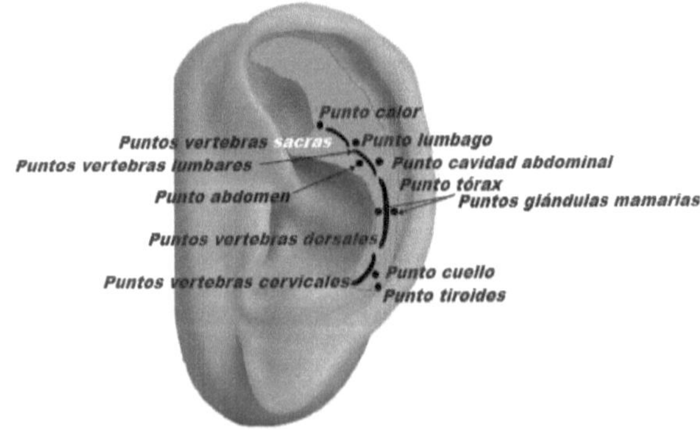

2. **Vertebras dorsales**

   Localización: En el eje de la cara externa, en el punto donde se cruzaría con la prolongación del borde superior de la raíz del hélix.

   Indicaciones: En las dorsalgias, asociado entre otros con el punto (espalda media).

3. **Vértebras lumbares**

   Localización: En el eje de la cara externa, en el punto donde se cruzaría con la línea que pasara por el centro de la altura entre la raíz del hélix y el borde inferior de la rama horizontal o antero-inferior del Antehélix.

   Indicaciones: Radiculitis lumbosacra, distorsión de las vértebras lumbares. En lumbago y lumbociática.

4. **Vertebras sacras**

   Localización: En el borde posterior próximo al ángulo de la fosita triangular y detrás del punto calor

   Indicaciones: Procesos relacionados a esta zona de la columna vertebrar como saarcolumbalgias, lumbalgias, dolores a nivel del sacro, luxación del coxis, es una de las zonas más importantes para el tratamiento de las hemorroides. En el quiste sacrocoxígeo y en procesos dolorosos dermatológicos regionales.

5. **Punto cuello**

   Localización: En el borde anterior (a veces es una verdadera cara), en el punto donde se cruzaría con la prolongación del borde inferior de la raíz del hélix.

   Indicaciones: Torticolis, hipertiroidismo e hipotiroidismo, asociado al punto tiroides, estenosis de la arteria carótida.

6. **Puntos glándulas mamarias**

   Localización: A ambos lados, inmediatamente anterior y posterior de las vértebras dorsales, respectivamente

   Indicaciones: Procesos mamarios, como mastitis, mastodinia, secreción y disminución de la secreción de leche materna en la lactancia.

7. **Punto tórax**

   Localización: A igual distancia entre los puntos (vértebras dorsales) y (vértebras lumbares) pero en el borde anterior.

   Indicaciones: Dolor en el pecho, neuralgia del nervio intercostal, enfermedades en el interior del tórax, como bronquitis, disnea, tos seca, expectoración

8. **Punto abdomen**

   Localización: En la parte central e inmediatamente anterior a la zona de las vértebras lumbares

   Indicaciones. En los procesos gastrointestinales, asociado a los puntos orgánicos correspondientes. Actúa también en la pared abdominal

9. **Punto cavidad abdominal**

   Localización: En la parte central e inmediatamente posterior a la zona de las vértebras lumbares, opuesto al punto abdomen

<u>Indicaciones</u>: Colelitiasis y litiasis renal, (aparece en este punto el dolor agudo cuando el paciente tiene la enfermedad).

10. Punto lumbago

<u>Localización</u>: Inmediatamente detrás del espacio entre las líneas divisorias de las regiones lumbar y sacra
<u>Indicaciones</u>: Lumbago.

11. Punto calor

<u>Localización</u>: En la zona divisoria de la raíz superior e inferior del Antehélix, cerca del ángulo de la fosita navicular.
<u>Indicaciones</u>: Distorsión de la zona lumbar, pulso muy débil, arteritis, flebitis, tiene función analgésica, antipirética y dilatadora de los vasos sanguíneos.

12. Punto tiroides.

<u>Localización</u>: En la zona póstero-inferior al punto cuello en el límite con el canal del hélix
<u>Indicaciones</u>: Hipertiroidismo, hipotiroidismo, bocio, enfermedad de basedow, mixedema y cualquier desequilibrio dependiente de la glándula tiroides.

PREGUNTAS DE AUTOEVALUACION.
Identifique y escriba los puntos correspondientes del Antehélix de acuerdo al siguiente esquema (Los puntos de las preguntas de autoevaluación, no corresponden con los de la descripción).

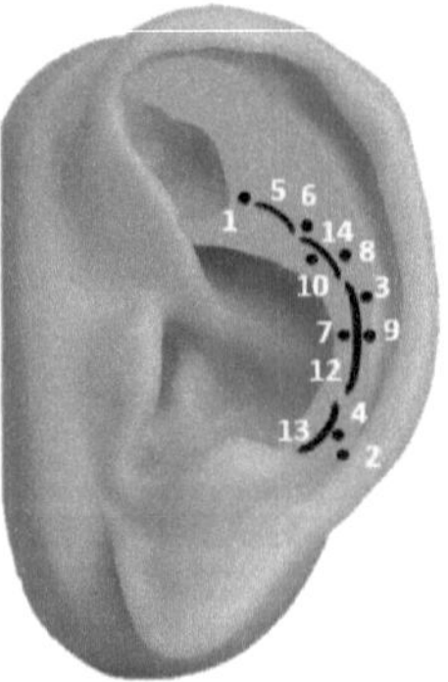

1. ____

2. ____

3. ____

4. ____

5. ____

6. ____

7. ____

8. ____

9. ____

10. ____

11. ____

12. ____

☞ **PUNTOS LOCALIZADOS EN LA RAÍZ SUPERIOR E INFERIOR DEL ANTEHÉLIX**
LOCALIZACIÓN E INDICACIONES TERAPÉUTICAS.

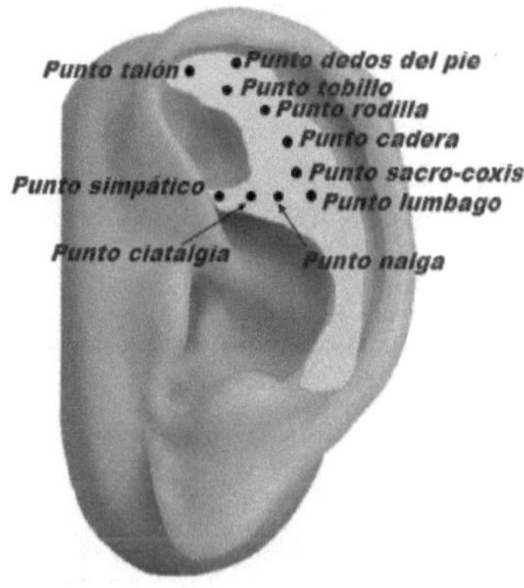

1. **Punto simpático o del sistema neurovegetativo.**

   Localización: En la intersección del hélix con la rama inferior del ante hélix. A veces hay que reclinar el hélix hacia adelante para visualizarlo.

   Indicaciones: Bronquitis, asma, tuberculosis, arritmia, reumatismo, ángor pectoris, pulso muy débil, miocarditis, cardioneurosis, hipertensión e hipotensión arterial, arterioesclerosis, hiperacidez, gastritis aguda, o crónica, edema, diarrea, estreñimiento, pancreatitis crónica, enterocolitis, ulcera gástrica o duodenal, nefritis, cistitis, neurastenia, conmoción cerebral y desordenes del climaterio. Regulariza los desequilibrios neurovegetativos.

2. **Punto ciática**

   <u>Localización</u>: En el primer punto divisorio desde la parte anterior
   <u>Indicaciones</u>: Ciática. Lumbago y lumbociática. Radiculitis lumbosacra, parálisis del miembro inferior.

3. **Punto nalga**. Por detrás del anterior; forma un triángulo equilátero con los puntos (ciática) y (articulación coxofemoral).
   <u>Indicaciones:</u> En los procesos regionales, como dolor e inflamación de la zona y en la ciática.

4. **Punto articulación coxofemoral**

   <u>Localización</u>: En la zona inmediatamente superior al centro de la segunda división.
   <u>Indicaciones:</u> Lumbalgias y lumbociática. Dolores en la articulación coxofemoral e impotencia funcional de esa zona.

5. **Punto cadera**

   <u>Localización</u>: En la zona inmediatamente superior al centro de la segunda división.
   <u>Indicaciones</u>: Lumbociatalgias, Radiculitis lumbosacra, dolores e impotencia funcional en la articulación de la cadera

6. **Punto rodilla**

   <u>Localización</u>: Aproximadamente 4 mm superior al punto base
   <u>Indicaciones</u>: Gonartritis, sinovitis, y distorsión de la rodilla.

7. **Punto sacro-coxis**.

   <u>Localización</u> En la parte central de la cara externa, un poco por debajo de la fosita navicular.
   <u>Indicaciones</u>: Además de ser indispensable en el lumbago y lumbociática es uno de los puntos más importantes para el tratamiento de las hemorroides. En el quiste sacrocoxígeo y en procesos dolorosos dermatológicos regionales.

8. **Punto tobillo**

   <u>Localización</u>: En la zona anterosuperior de la raíz superior del Antehélix formando un triángulo con los puntos talón y dedos del pie.
   <u>Indicaciones</u>: Distorsión y artritis del tobillo.

9. **Punto talón**

   <u>Localización</u>: Se halla en la zona antero inferior al centro de la raíz superior del Antehélix.
   <u>Indicaciones</u>: Dolor en el talón, procesos inflamatorios del talón y el tobillo. Espolón calcáneo

10. **Punto dedos del pie**

    <u>Localización</u>: En la parte póstero superior de la raíz superior del Antehélix, al lado del punto talón.
    <u>Indicaciones:</u> Dolor e inflamación por procesos agudos de los dedos del pie, como artritis reumatismo articular agudo.

PREGUNTAS DE AUTOEVALUACION.

Identifique y escriba los puntos correspondientes de la raíz superior e inferior del Antehélix de acuerdo al siguiente esquema (Los puntos de las preguntas de autoevaluación, no corresponden con los de la descripción).

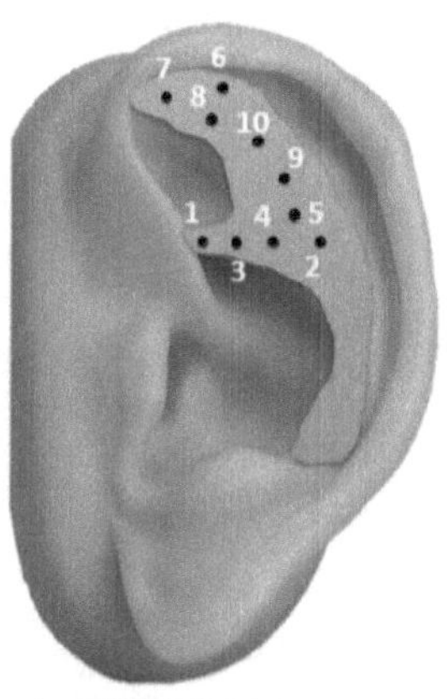

1. ____

2. ____

3. ____

4. ____

5. ____

6. ____

7. ____

8. ____

9. ____

10. ____

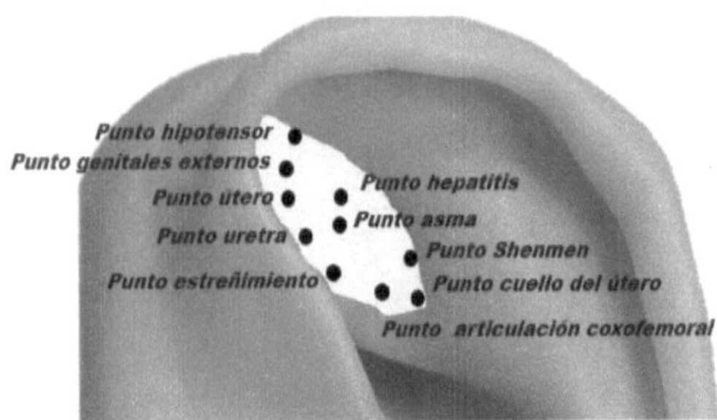

1. **Punto hipotensor**
   <u>Localización</u>: En la zona limítrofe superior de la fosita navicular cerca del hélix.
   <u>Indicaciones</u>: Glaucoma, hipertensión arterial.

2. **Punto articulación coxofemoral**
   <u>Localización</u>: A unos tres o cuatro milímetros por encima del borde superior de la rama inferior del Antehélix, cerca de su punto medio. Forma un triángulo equilátero con los puntos (ciática) y (nalga).
   <u>Indicaciones</u>: En los procesos de esta articulación como coxartrosis, artrosis de la cadera, lumbalgias, ciatalgias asociado a los puntos correspondientes, dolores a nivel de la articulación con impotencia funcional de la misma.

3. **Punto útero**
   <u>Localización</u>: En la parte más honda de la fosita navicular.
   <u>Indicaciones:</u> Esterilidad, amenorrea, leucorrea, endometritis, prolapso genital, cervicitis, dolor pos-parto, metrorragia, impotencia masculina y femenina. Trastornos ginecológicos. Dismenorrea.

4. **Punto de los órganos genitales**
   <u>Localización</u>: En la zona antero inferior al punto hipotensor
   <u>Indicaciones</u>: Eczema del escroto, impotencia, balanitis, lumbago, eyaculación precoz.

5. **Punto Asma**
   <u>Localización</u>: 2 mm posterior-inferior al punto útero
   <u>Indicaciones</u>: Ama bronquial.

6. **Punto hepatitis y/o afecciones hepáticas.**
   <u>Localización</u>: Se halla en la zona póstero superior al punto útero.
   <u>Indicaciones</u>: Hepatitis

7. **Punto uretra**

   Localización: En el punto medio entre el final superior de la raíz superior del Antehélix y genitales externos 1.
   Indicaciones: Uretritis, uretralgia, estenosis de la uretra, oliguria.

8. **Punto estreñimiento**

   Localización: Se halla en el borde central e inferior de la fosita triangular.
   Indicaciones: Estreñimiento.

9. **Punto cuello del útero**

   Localización: Aproximadamente a 2 mm anterior de la zona de bifurcación de las raíces superior e inferior del Antehélix.
   Indicaciones: Enfermedades de la cavidad pélvica, cervicitis uterina

10. **Punto Shenmen (Energía mental)**

   Localización: Se halla en la parte anterosuperior de la bifurcación de las raíces superior e inferior del Antehélix, a nivel del tercio inferior de la zona que divide la fosita con la raíz superior del Antehélix
   Indicaciones: Bronquitis, bronquiectasia, tuberculosis, reumatismo, miocarditis, cardioneurosis, hipertensión arterial, gastritis aguda y crónica, ulcera estomacal o duodenal, gastroespasmo, hepatitis, pancreatitis, poliaquiuria, Enfermedad de Addison, neuralgia del nervio trigémino mayor y menor, neuralgia intercostal, Radiculitis lumbosacra, tétanos, insomnio, epilepsia, dismenorrea, histeria, cefalea, migraña, amenorrea, esterilidad, salpingitis, distorsión de los talones, prurito, urticaria, entre otras muchas enfermedades.

PREGUNTAS DE AUTOEVALUACION.

Identifique y escriba los puntos correspondientes a la fosita triangular o navicular de acuerdo al siguiente esquema (Los puntos de las preguntas de autoevaluación, no corresponden con los de la descripción).

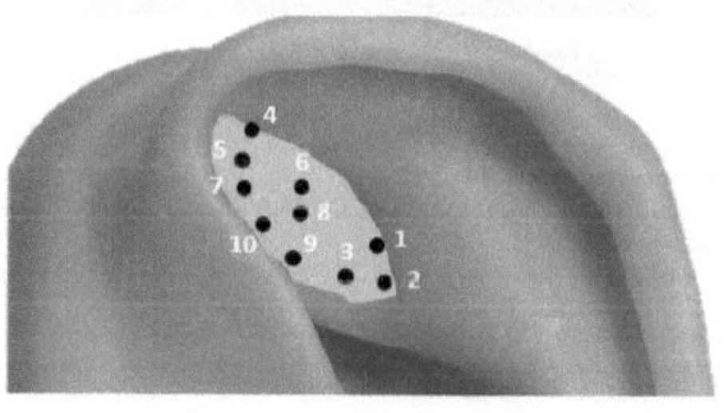

1. ____

2. ____

3. ____

4. ____

5. ____

6. ____

7. ____

8. ____

9. ____

10. ____

☞ **PUNTOS LOCALIZADOS EN EL CANAL DEL HÉLIX**

LOCALIZACION E INDICACIONES TERAPEUTICAS.

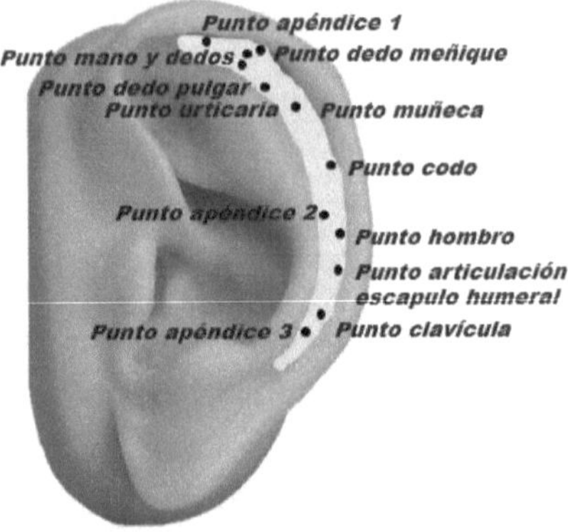

1. **Puntos mano y dedos**

   <u>Localización</u>: Aproximadamente a 4 a 5 mm desde el final superior del canal del hélix hacia abajo

   <u>Indicaciones</u>: Distorsión de los dedos. Artritis digital

2. **Punto muñeca**

   <u>Localización</u>: En el punto medio de la distancia entre los puntos dedos de mano y codo

   <u>Indicaciones</u>: Dolores de la muñeca, distorsión de la muñeca, arteritis de la muñeca.

3. **Punto codo**

   <u>Localización</u>: En la línea horizontal que pasa por la raíz inferior del Antehélix, a nivel de la parte honda del canal del hélix.

<u>Indicaciones</u>: Distorsión, arteritis y luxación del codo.

4. **Punto urticaria**

   <u>Localización</u>: En el punto medio entre punto muñeca y dedos de la mano
   <u>Indicaciones</u>: Urticaria.

5. **Punto dedo pulgar**

   <u>Localización</u>: A la misma altura, próximo a la rama vertical. Debajo del punto (apéndice 1).
   <u>Indicaciones</u>: Procesos dolorosos del pulgar, dedo en resorte, inflamación del músculo opositor del pulgar.

6. **Punto dedo meñique**

   <u>Localización</u>: A la misma altura, próximo al hélix
   <u>Indicaciones</u>: Procesos inflamatorios e impotencia funcional del dedo meñique

7. **Punto articulación escapulo-humeral**

   <u>Localización</u>: En la línea horizontal que pasa por el borde inferior de la raíz inferior del hélix
   <u>Indicaciones</u>: Artritis del hombro, distorsión, inflamación y dolor de la articulación escapulo humeral.

8. **Punto hombro**

   <u>Localización</u>: En el punto medio entre los puntos codo y escapulo humeral
   <u>Indicaciones</u>: Dolor del hombro

9. **Punto clavícula**

   <u>Localización</u>: En la zona más honda de la región inferior del canal del hélix
   <u>Indicaciones</u>: Braquialgia, dolor por fractura clavicular. Se asocia con el punto escapulo humeral.

10. **Punto apéndice 1**

    <u>Localización</u>: Encima del punto pulgar, junto a la porción horizontal del hélix.
    <u>Indicaciones</u>: En apendicitis. Asociado al punto (amígdalas 1) refuerza la acción de los puntos del tercio superior de la oreja, dolor en el pos operatorio de Apendicectomia.

11. **Punto apéndice 2**

    <u>Localización</u>: Próximo al Antehélix, a la altura del punto (columna lumbar).
    <u>Indicaciones</u>: En apendicitis. Asociado al punto (amígdalas 2) refuerza la acción de los puntos del tercio medio de la oreja, dolor en el pos operatorio de Apendicectomia.

12. **Punto apéndice 3**

    <u>Localización</u>: Próximo al hélix, a la altura del punto (parótidas).
    <u>Indicaciones</u>: En apendicitis. Asociado al punto (amígdalas 3) refuerza la acción de los puntos del tercio inferior de la oreja, dolor en el pos operatorio de Apendicectomia.

Identifique y escriba los puntos correspondientes al canal del Hélix de acuerdo al siguiente esquema (Los puntos de las preguntas de autoevaluación, no corresponden con los de la descripción).

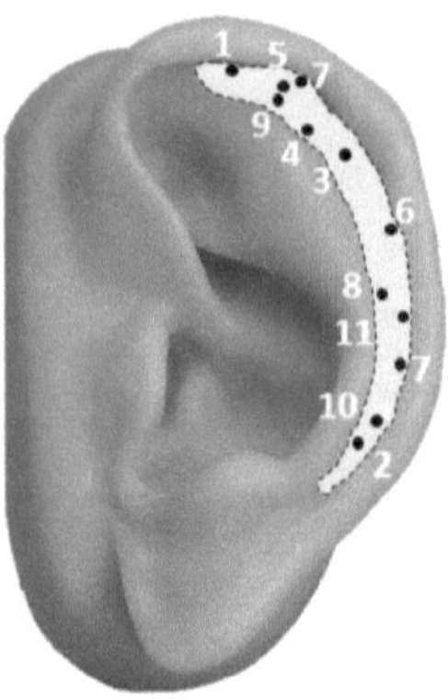

1. ____

2. ____

3. ____

4. ____

5. ____

6. ____

7. ____

8. ____

9. ____

10. ____

11. ____

12. ____

LOCALIZACIÓN E INDICACIONES TERAPÉUTICAS.

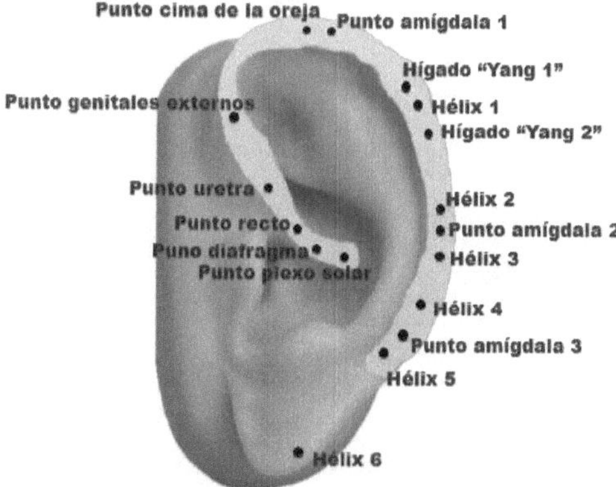

1. **Punto cima de la oreja.**

    <u>Localización</u>: En el hélix a la altura del punto medio de la rama vertical.
    <u>Indicaciones</u>: Asociado a los puntos (energía mental) y (neurastenia) tiene una importante acción tranquilizante. Según Nogier actúa en las enfermedades alérgicas.

2. **Puntos hélix 1, 2, 3, 4, 5, 6**

    <u>Localización</u>: A lo largo del hélix entre el tubérculo de Darwin y el punto interior del lóbulo, separados entre sí por distancias iguales.

    <u>Indicaciones</u>: Son eficaces para el tratamiento de procesos de la oreja del sector que les corresponde y también como puntos de refuerzo asociados a los puntos amígdalas y apéndice.

3. **Amígdalas 1**.

    <u>Localización</u>: A la altura del borde posterior de la rama vertical.

4. **Amígdalas 2**.

    <u>Localización</u>: A la altura del punto (apéndice 2).

5. **Amígdalas 3**.

    <u>Localización</u>: Un poco por encima de la línea horizontal superior del lóbulo.

    <u>Indicaciones</u>: Asociados entre sí, en las amigdalitis. Así mismo cada uno de éstos asocia a los puntos apéndice que les corresponde y a los puntos hélice para reforzar sus respectivas regiones.

6. **Hígado "Yang" 1**.
   Localización: A la altura del punto (meñique).
7. **Hígado "Yang" 2**.
   Localización: A la altura del punto (muñeca).
   Indicaciones: En las hepatopatías.

8. **Punto del plexo, de Nogier (plexo solar)**.
   Localización: En el nacimiento de la raíz del hélix.
   Indicaciones: Es importante en los procesos gastrointestinales (gastritis, enfermedad por reflujo gastroesofágico, ulcus duodenal), asociado al punto (bazo). Regulador neurovegetativo.

9. **Punto diagrama**
   Localización: A igual distancia entre los puntos (recto) y (plexo solar). Corresponde al punto 0 de Nogier.
   Indicaciones: En espasmos de diafragma y de estómago. Hipo. En enfermedades sanguíneas. Como hemostático.

10. **Punto recto**
    Localización: En la raíz del hélix entre el punto (intestino grueso) y el punto (boca).
    Indicaciones: Asociado al punto (intestino grueso) en hemorroides y procesos de ambos órganos, inflamación del ano, fisura anal y prolapso rectal

11. **Punto uretra**
    Localización: A igual distancia entre el punto (genitales externos) y el punto (recto). Son dos puntos: uno en la cara externa y otro en la interna.
    Indicaciones: Uretritis, estenosis de la uretra, Incontinencia de orina en ambos sexos, prostatitis.

12. **Puntos genitales externos**
    Localización: A la altura de la rama horizontal del hélix.
    Indicaciones: Balanitis, impotencia sexual, eczema del escroto, en la impotencia masculina asociarlo con el punto (útero) y punto (testículos).

PREGUNTAS DE AUTOEVALUACION.
Identifique y escriba los puntos correspondientes al Hélix de acuerdo al siguiente esquema
(Los puntos de las preguntas de autoevaluación, no corresponden con los de la descripción)

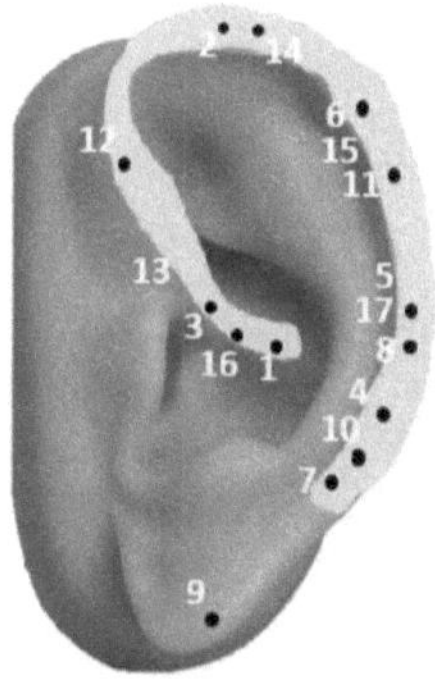

1. ____

2. ____

3. ____

4. ____

5. ____

6. ____

7. ____

8. ____

9. ____

10. ____

11. ____

12. ____

13. ____

14. ____

15. ____

16. ____

17. ____

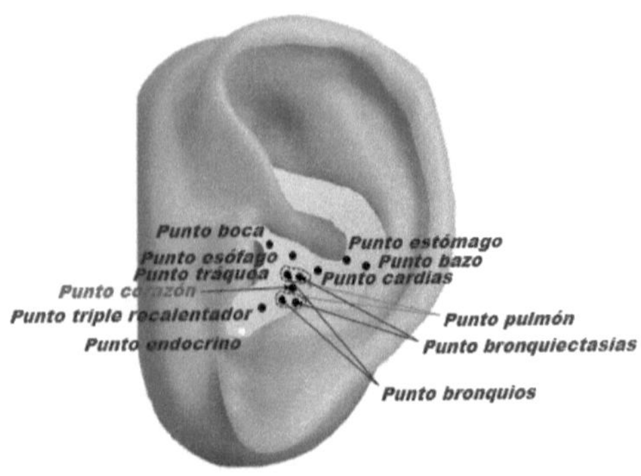

1. **Punto corazón**

   <u>Localización</u>: Se halla en el fondo de la concha cava
   <u>Indicaciones</u>: Arritmias, ángor-pectoris, miocarditis, hipertiroidismo, hipertensión arterial, cardioneurosis, arterioesclerosis, isquemia cerebral, neurastenia, insomnio, amnesia, epilepsia, tétanos, estomatitis, faringitis, ronquera. Insuficiencia cardiaca. En la excitación y en la depresión, disritmias.

2. **Puntos pulmones**

   <u>Localización</u>: En la parte superior e inferior del punto corazón.
   <u>Indicaciones</u>: Gripe, neumonía, bronquitis, asma bronquial, tuberculosis pulmonar, faringitis, laringitis, tuberculosis de la laringe, hipertiroidismo, diabetes, colitis, colecistitis, prurito, eczema, urticaria.

3. **Puntos bronquiectasia**

   <u>Localización</u>: En la parte posterior de la región de pulmones, uno en la parte superior y otro en la parte inferior. Son 2 puntos en total.
   <u>Indicaciones</u>: Bronquiectasia.

4. **Puntos bronquios**

   <u>Localización</u>: En la parte superior de la región de los pulmones. En las zonas superior e inferior respectivamente.
   <u>Indicaciones</u>: Bronquitis, disnea, tos, asma, bronquiectasia

5. **Punto tráquea**

   <u>Localización</u>: Entre el punto corazón y el orificio externo del conducto auditivo externo.

<u>Indicacione</u>s: Traqueítis, bronquitis, tos.

6. **Punto triple recalentador**

   <u>Localización</u>: En la mitad de los puntos endocrino y raíz inferior del pulmón, debajo del orificio auditivo externo.

   <u>Indicaciones</u>: Edema nefritis, hepatitis, peritonitis, anemia. Puede usarse en enfermedades digestivas, respiratorias, genitales, cardiovasculares.

7. **Punto boca**

   <u>Localización</u>: En la zona posterior a la intersección del borde inferior de la raíz del hélix y el surco superior del trago. En procesos de la región y en las neuralgias del trigémino.

   <u>Indicaciones</u>: Estomatitis, aftas, glositis

8. **Punto esófago**

   <u>Localización</u>: Localizado entre el punto medio de boca y cardias.

   <u>Indicaciones</u>: Esofagoespasmo, disfagia.

9. **Punto cardias**

   <u>Localización</u>: En la zona póstero inferior a la raíz del hélix, entre los puntos esófago y estómago.

   <u>Indicaciones</u>: Dificultad del paso de los alimentos a través del cardias.

10. **Punto estómago**

    <u>Localización</u>: Localizado entre el punto medio de esófago y cardias

    <u>Indicaciones</u>: Gastritis aguda y crónica, ulcera del estómago, hiperacidez, íleo (adinámico, espástico, oclusivo y paralítico), dispepsia, diabetes, obesidad, insomnio.

11. **Punto bazo**

    <u>Localización</u>: Localizado solo en la oreja izquierda: en la zona posteroinferior al punto estómago, inmediatamente anterior al límite de la concha cava con el Antehélix.

    <u>Indicaciones</u>: Gastritis aguda y crónica, dispepsia, nefritis, diarrea, estreñimiento, amenorrea, dolor posparto, anemia, afonía, enfermedades de la sangre. Insuficiencia renal. Miopatías, mialgias.

PREGUNTAS DE AUTOEVALUACION.

Identifique y escriba los puntos correspondientes a la concha cava de acuerdo al siguiente esquema (Los puntos de las preguntas de autoevaluación, no corresponden con los de la descripción)

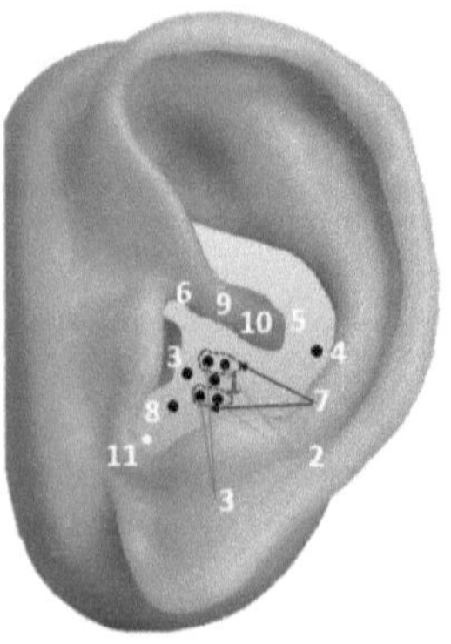

1. ____
2. ____
3. ____
4. ____
5. ____
6. ____
7. ____
8. ____
9. ____
10. ____
11. ____

☞ **PUNTOS LOCALIZADOS EN LA CONCHA CYMBA**
LOCALIZACIÓN E INDICACIONES TERAPÉUTICAS

1. **Punto duodeno**
   <u>Localización</u>: Encima de la raíz del hélix, en oposición al punto (cardias).
   <u>Indicaciones</u>: Ulcera gastroduodenal, gastroespasmo. En los procesos gastroduodenales. En obesidad y anorexia. En neurastenia.

2. **Punto intestino delgado**
   <u>Localización</u>: Encima de la raíz del hélix, en oposición al punto (esófago).
   <u>Indicaciones</u>: En procesos gastrointestinales (enteritis, ulcera, diarrea, estreñimiento íleo adinámico, espástico, paralitico, oclusivo, dispepsia) en hipogalactia, arritmia, miocarditis, dolor precordial.

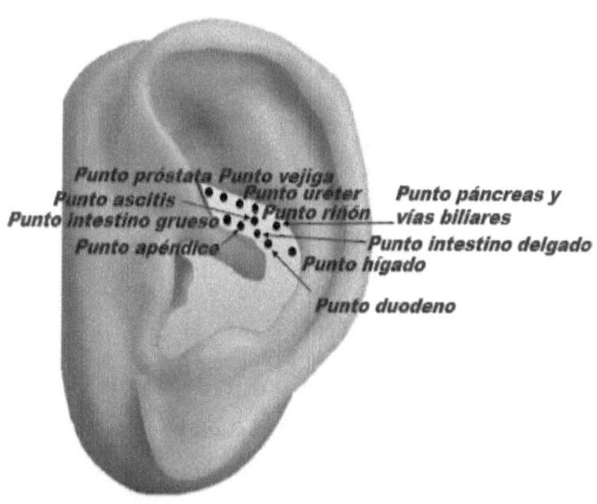

3. **Punto apéndice**

   <u>Localización</u>: En la parte superior y anterior a la raíz del hélix, entre los puntos intestino delgado e intestino grueso

   <u>Indicaciones</u>: Apendicitis asociado a los puntos relacionados

4. **Punto intestino grueso**

   <u>Localización</u>: En la parte superior y anterior a la raíz del hélix, exactamente opuesto al punto boca.

   <u>Indicaciones</u>: Enterocolitis, diarrea, estreñimiento, dispepsia, íleo paralitico, apendicitis. En el megacolon y en hemorroides.

5. **Punto próstata**

   <u>Localización</u>: Se halla inmediatamente posterior al borde superior de la raíz del hélix, debajo del límite de la raíz inferior del Antehélix, con la concha cymba.

   <u>Indicaciones</u>: Hipertrofia protática, prostatitis aguda y crónica, en la incontinencia de orina, vejiga neurogénica.

6. **Punto vejiga**

   <u>Localización</u>: En la zona superior de la concha cymba opuesto al punto intestino delgado.

   <u>Indicaciones</u>: Cistitis, poliaquiuria, prostatitis, diabetes, pielitis. Incontinencia de orina. Edemas de origen diverso. Trastornos urogenitales. Lumbago, prostatitis y lumbociática.

7. **Punto uréter**

   <u>Localización</u>: En la mitad de la distancia comprendida entre los puntos vejiga y riñón.

<u>Indicaciones</u>: Litiasis renal, litiasis uretral, uretritis, estenosis uretral

8. **Punto riñón**

   <u>Localización</u>: Debajo de la raíz horizontal del hélix, en el centro de la valva superior a la altura del punto (corazón).

   <u>Indicaciones</u>: Edema, poliaquiuria, nefritis aguda y crónica, pielitis, cistitis, impotencia, asma bronquial, ángor pectoris, cardioneurosis, diabetes, enfermedad de Addison, neurosis, histeria, secuelas de conmoción cerebral, insomnio, prolapso uterino, menstruación irregular, miopía. En afecciones óseas y articulares.   En enfermedades del oído. Aparato reproductor. Alopecia.

9. **Puntos páncreas y vías biliares**

   <u>Localización</u>: Ubicado en medio de los puntos intestino delgado y riñón.

   <u>Indicaciones</u>: Colecistitis, pancreatitis aguda y crónicas. Enfermedades de las vías biliares.

10. **Punto hígado**

    <u>Localización</u>: Ubicado preferentemente en la oreja derecha en la zona posterior al punto estómago.

    <u>Indicaciones</u>: En las hepatopatías y trastornos digestivos, enfermedades de los ojos (miopía, glaucoma, orzuelo, conjuntivitis) nefritis aguda, insuficiencia renal, atonía muscular, amenorrea.

11. **Punto Ascitis**

    <u>Localización</u>: Inmediatamente posterior al punto medio de la distancia entre los puntos duodeno y riñón.

    <u>Indicaciones</u>: Ascitis. En la cirrosis hepática.

PREGUNTAS DE AUTOEVALUACION.

Identifique y escriba los puntos correspondientes a la concha cymba de acuerdo al siguiente esquema (Los puntos de las preguntas de autoevaluación, no corresponden con los de la descripción).

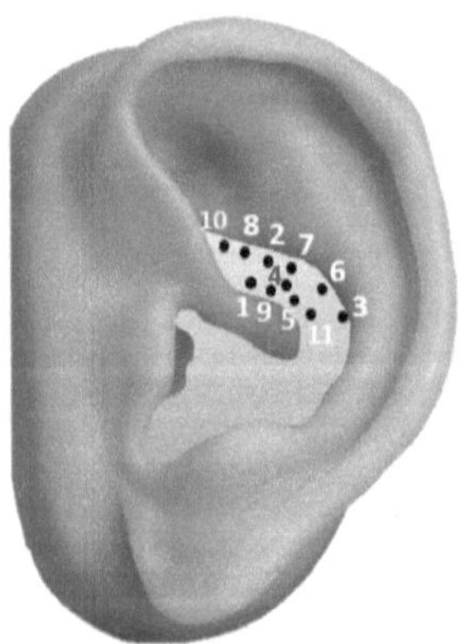

1. ____

2. ____

3. ____

4. ____

5. ____

6. ____

7. ____

8. ____

9. ____

10. ____

11. ____

☞ **PUNTOS LOCALIZADOS EN EL DORSO DEL PABELLÓN**
LOCALIZACION E INDICACIONES TERAPEUTICAS.

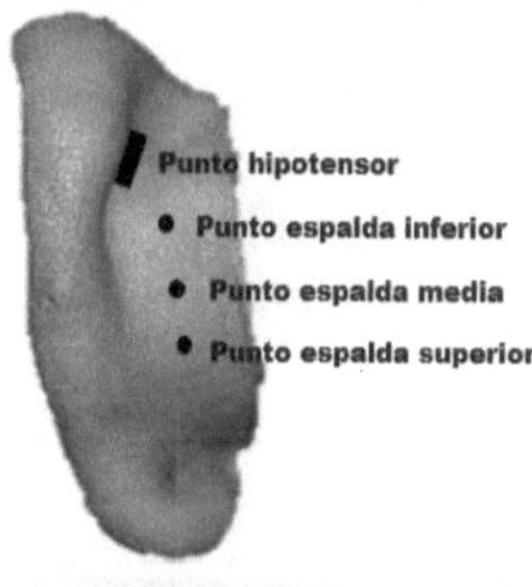

1. **Surco de hipertensión arterial**
   <u>Localización</u>: Se halla en la cuarta parte superior del surco dorsal del pabellón.
   <u>Indicaciones</u>: Hipertensión arterial.

2. **Zona espalda superior**
   <u>Localización</u>: En el tercio superior del dorso, cerca del ángulo que forma con el hélix.
   <u>Indicaciones</u>: En procesos dolorosos de la región como cervicalgías, dolor a nivel de los hombros espalda superior y región cervical, plexitis braquial se complementa con el punto (columna cervical).

3. **Zona espalda media**

    Localización: En la región central del dorso, cerca del ángulo que forma con el hélix

    Indicaciones: En procesos dolorosos de la región, como dorsalgias, cifoescoliosis, dolor a nivel de la espalda media, se complementa con el punto (columna dorsal).

4. **Zona espalda inferior**

    Localización: En el tercio inferior del dorso, cerca del ángulo que forma con el hélix.

    Indicaciones: En procesos dolorosos de la región, como lumbalgias, sacrolubambalgias, ciática, luxación del coxis, artropatías, se complementa con el punto (columna lumbar).

PREGUNTAS DE AUTOEVALUACION.

Identifique y escriba los puntos correspondientes al dorso del pabellón de acuerdo al siguiente esquema (Los puntos de las preguntas de autoevaluación, no corresponden con los de la descripción)

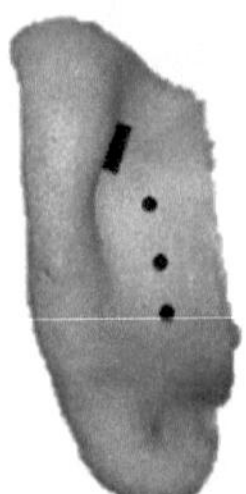

1. ____

2. ____

3. ____

4. ____

I.   **ENFERMEDADES DEL APARATO RESPIRATORIO.**

TOS   DISNEA

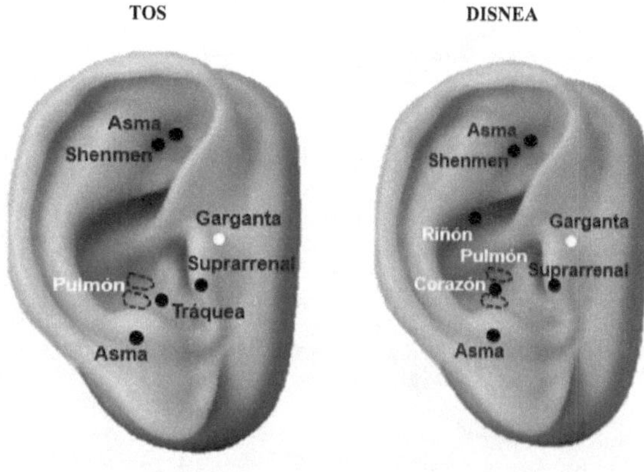

RESFRIO   ASMA BRONQUIAL

II.   **ENFERMEDADES DEL SISTEMA DIGESTIVO**

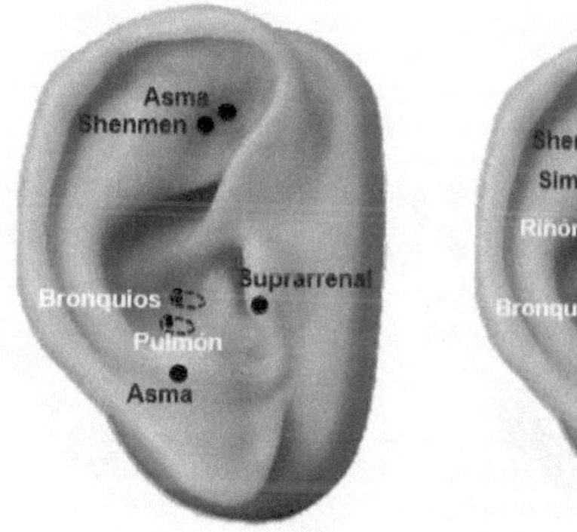

VÓMITO Y NÁUSEA

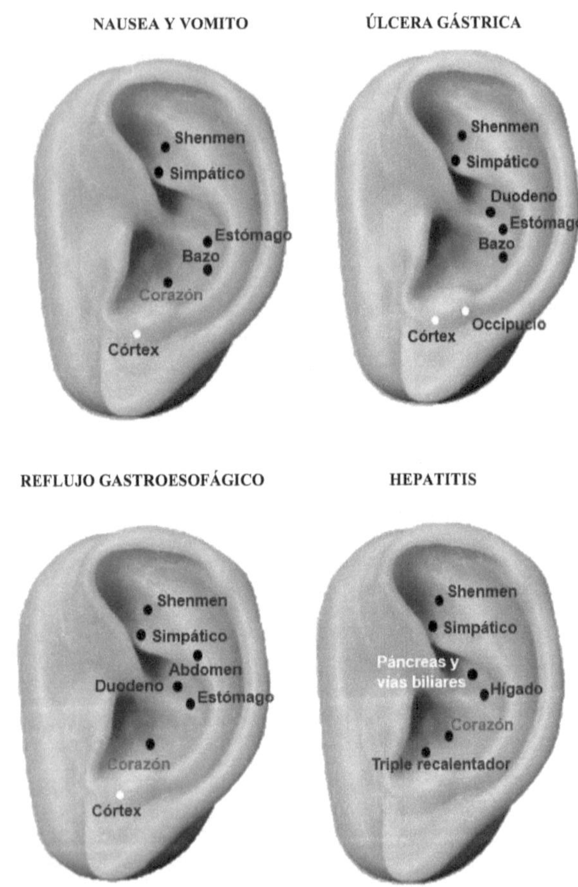

III.   ENFERMEDADES ENDOCRINAS

BOCIO SIMPLE

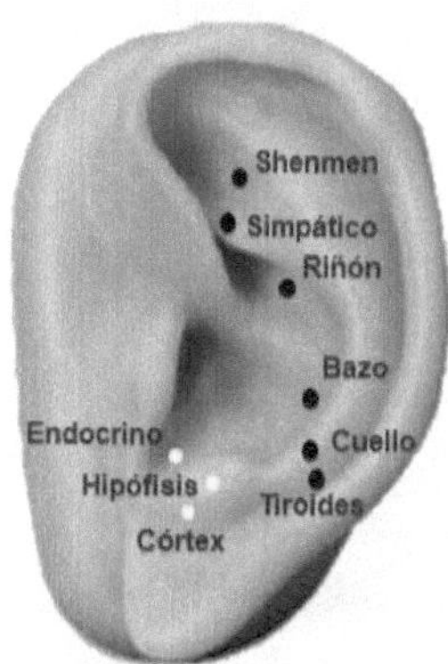

DIABETES MELLITUS

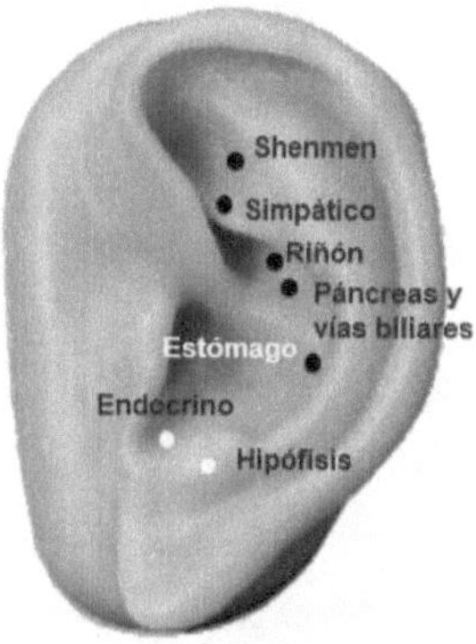

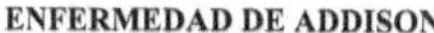

ENFERMEDAD DE ADDISON

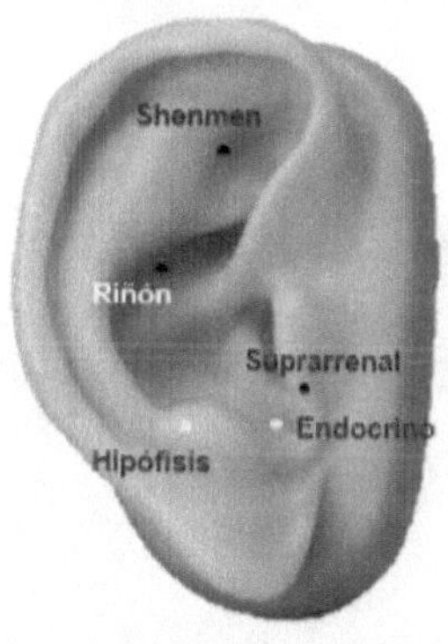

TIROIDITIS AUTOINMUNE

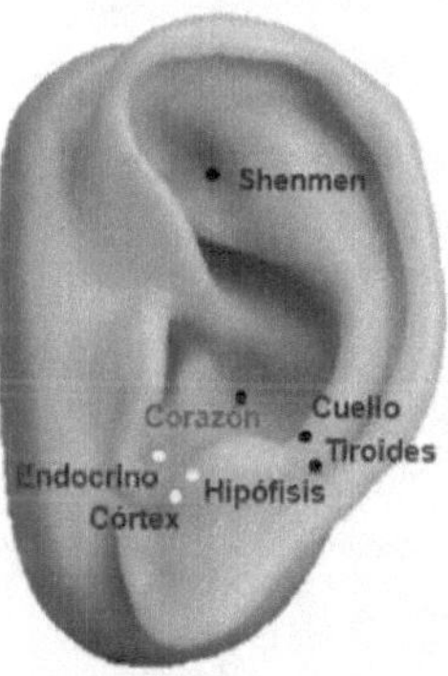

OBESIDAD   MIXEDEMA

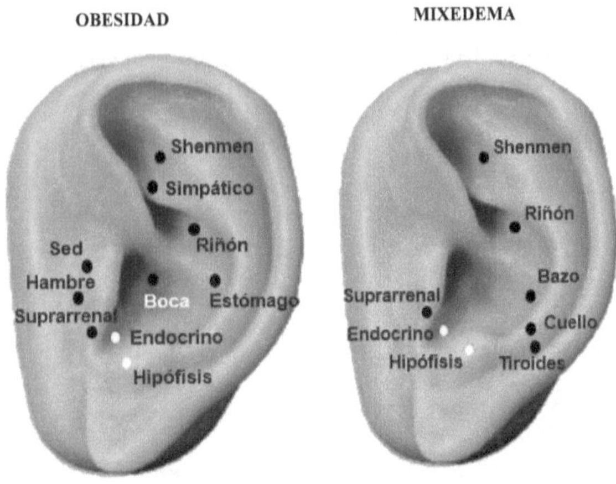

IV. ENFERMEDADES OTORRINOLARINGOLÓGICAS

OTITIS MEDIA   TINNITUS

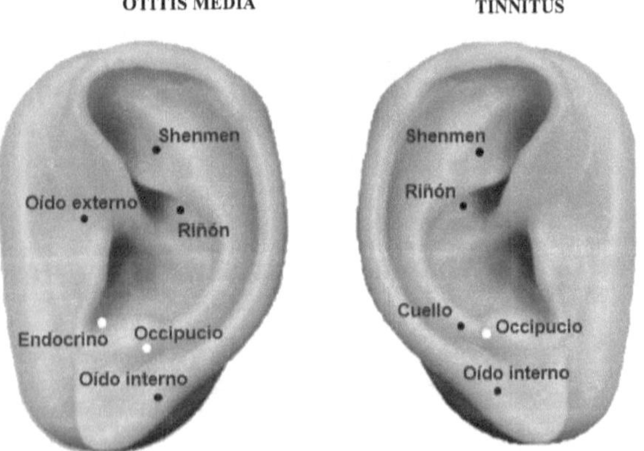

HIPOACUSIA   ENFERMEDAD DE MENIERE

RINITIS ALÉRGICA   EPITAXIS

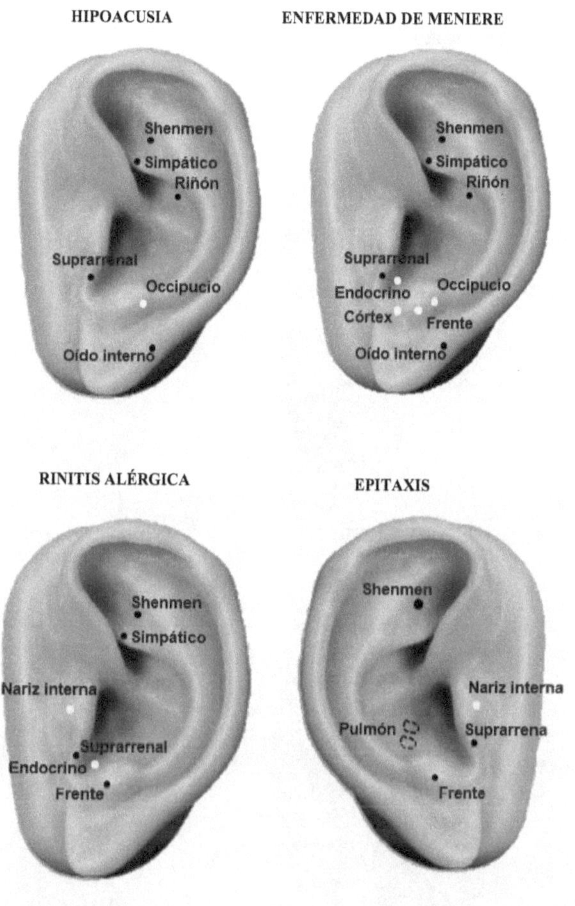

V. **ENFERMEDADES QUIRÚRGICAS**

APENDICITIS

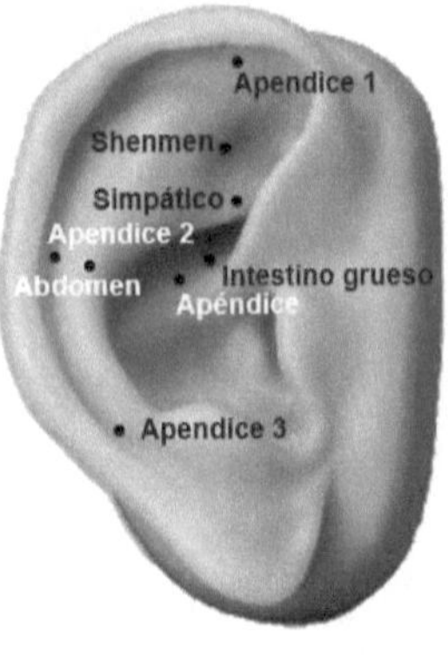

PARALISIS INTESTINAL POST-OPERATORIA

NAUSEAS Y VÓMTOS POST-OPERATORIOS

ILEO PARALÍTICO

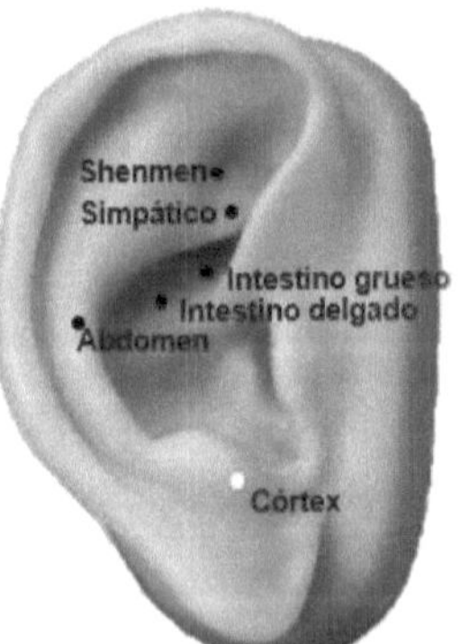

HEMOROIDES   **DOLOR POR FRACTURA**

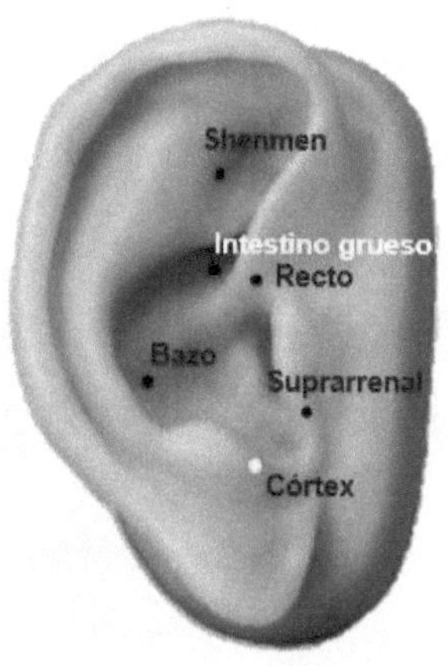

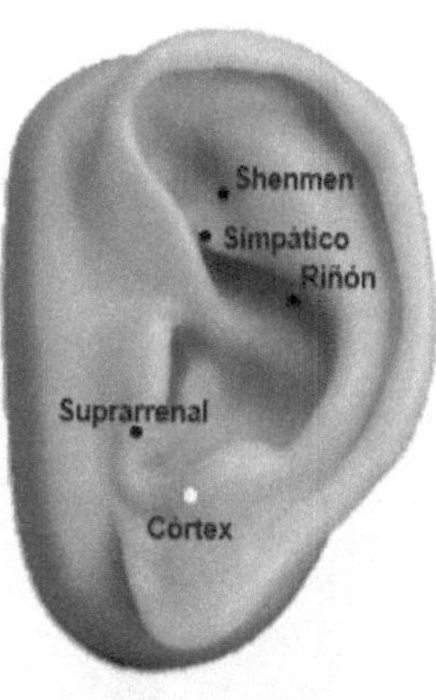

VI.   ENFERMEDADES GINECOLÓGICAS

SINDROME CLIMATÉRICO   **HIPOGALACTIA**

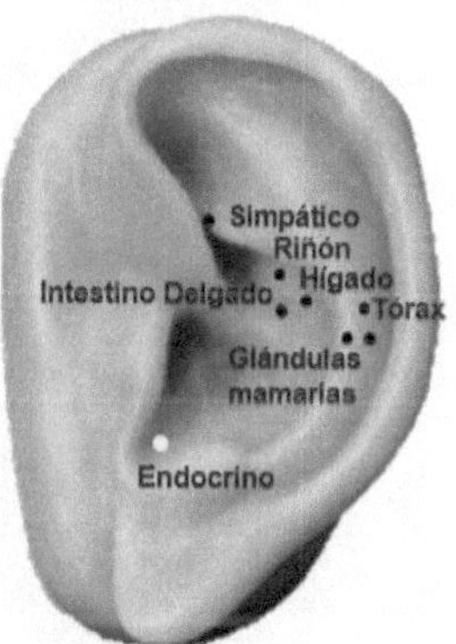

PRURITO VULVAR   METRORRAGIA FUNCIONAL

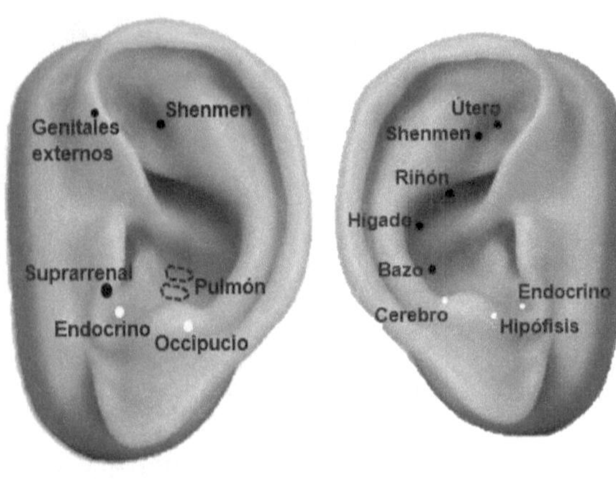

ENDOMETRITIS   CERVICITIS

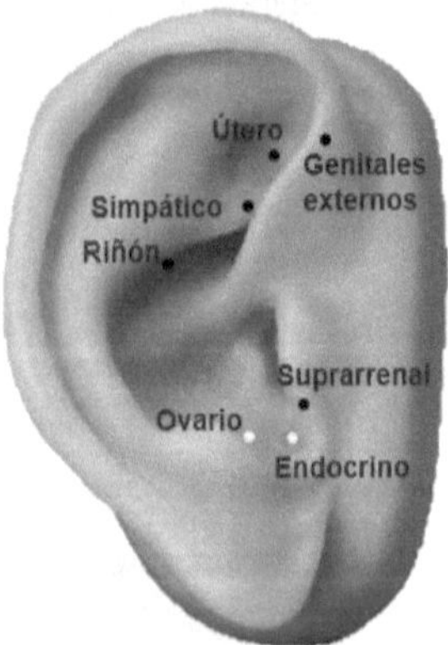

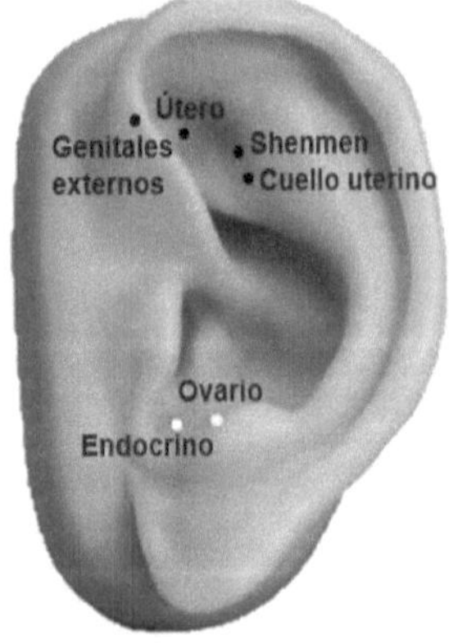

AMENORREA	**PROLAPSO GENITAL**

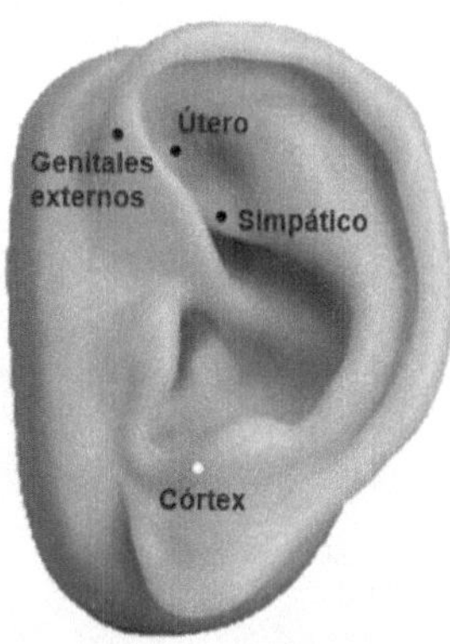

LEUCORREA	**DOLORES POST-PARTO**

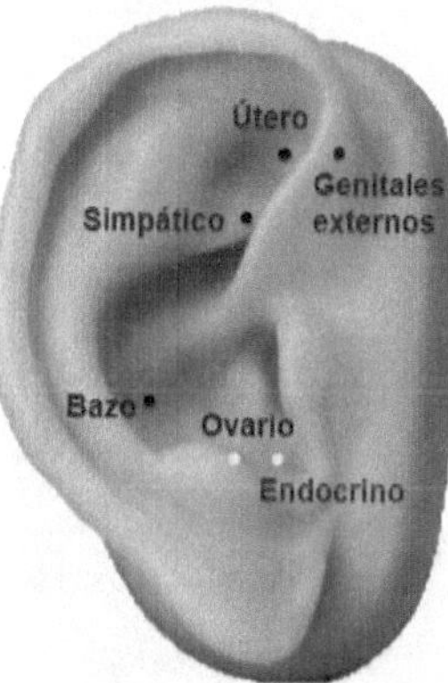

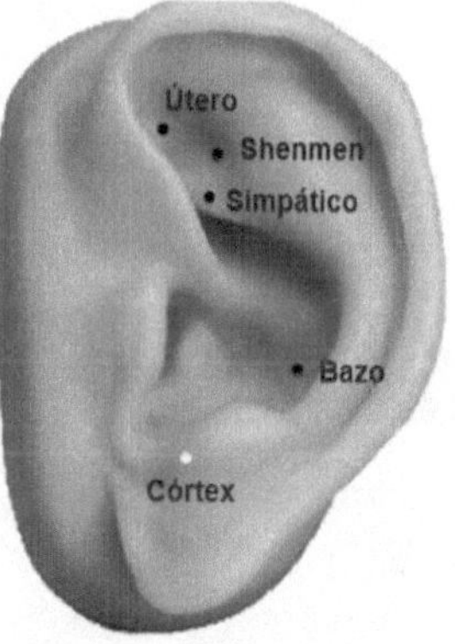

DERMATITIS ALÉRGICA

IMPÉTIGO

URTICARIA Y PRURITO

ECZEMA

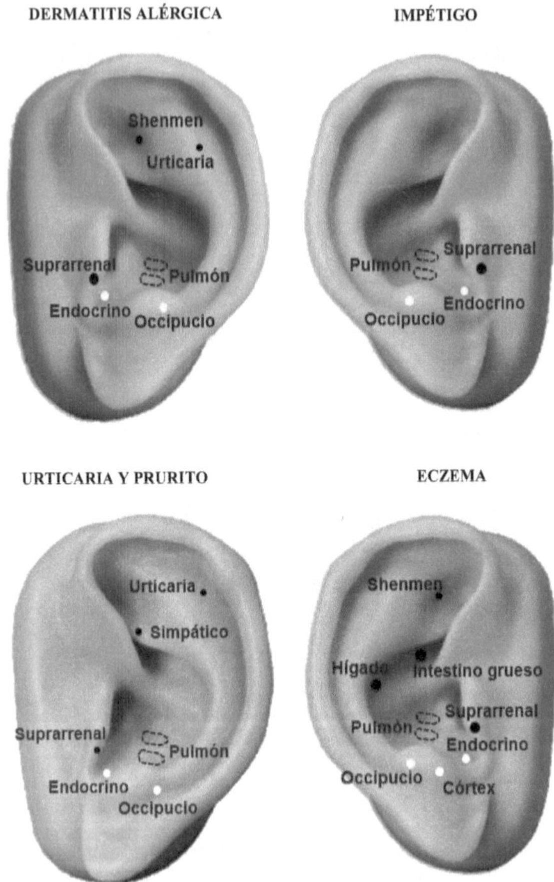

CONJUNTIVITIS ALÉRGICA

GLAUCOMA

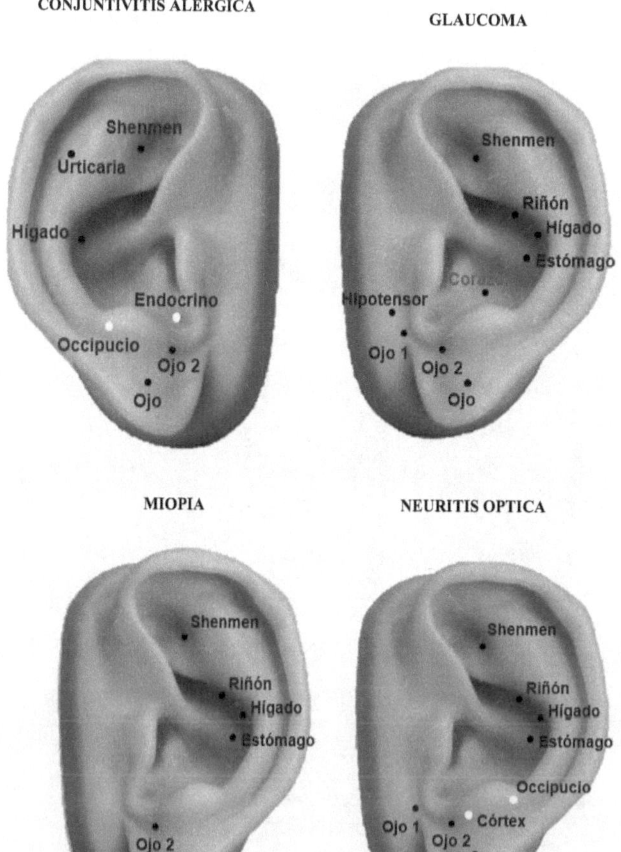

MIOPIA

NEURITIS OPTICA

IX. AFECCIONES VARIAS

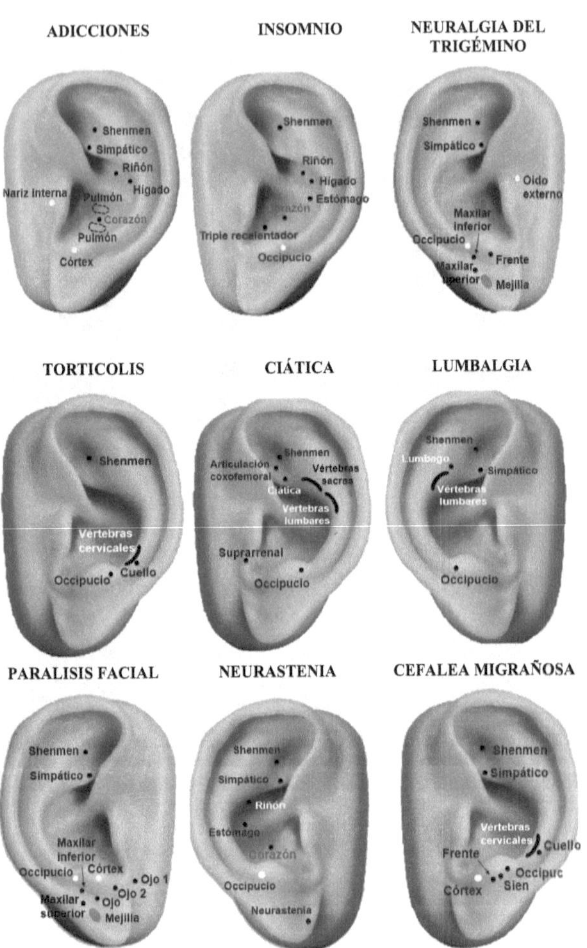

BIBLIOGRAFÍA

- Auriculopuntura y Acupuntura Dr. Floreal Carballo.

- La terapia de los alfileres. María José Llorens Camp.

- Acupuntura. Técnicas y beneficios. Dr. Oniro Hashimoto

- Reflexología. Nayi Mitsuya

- Tai Chi. Yang Lu Chen

- Acupuntura Clínica. Dr. Ri Miong Yong

www.ingramcontent.com/pod-product-compliance
Lightning Source LLC
Chambersburg PA
CBHW051420250726
48655CB00003B/1158